跟师临证心悟
——邓氏痔科流派传薪录（2）

邓正明 主审

柯敏辉 陈峰 主编

主　审：邓正明

主　编：柯敏辉　陈　峰

副主编：邓大鹏　郑玉金　郑鸣霄　林　晶

编　委：(按姓氏笔画排序)

王东栩　孙　江　朱　赟　肖　洁　李志鹏

李雪玉　李鼎宁　郑霞霞　周永新　林小利

林巧媚　岳晓冰　黄如华　黄鸿铃　彭英娇

海峡出版发行集团　福建科学技术出版社
THE STRAITS PUBLISHING & DISTRIBUTING GROUP　FUJIAN SCIENCE & TECHNOLOGY PUBLISHING HOUSE

图书在版编目（CIP）数据

跟师临证心悟：邓氏痔科流派传薪录.2 / 柯敏辉，陈峰主编.—福州：福建科学技术出版社，2021.6

ISBN 978-7-5335-6411-7

Ⅰ.①跟… Ⅱ.①柯… ②陈… Ⅲ.①痔－中医治疗法 Ⅳ.①R266

中国版本图书馆CIP数据核字（2021）第048689号

书　　名	跟师临证心悟——邓氏痔科流派传薪录（2）	
主　　编	柯敏辉　陈　峰	
出版发行	福建科学技术出版社	
社　　址	福州市东水路76号（邮编350001）	
网　　址	www.fjstp.com	
经　　销	福建新华发行（集团）有限责任公司	
印　　刷	福州万紫千红印刷有限公司	
开　　本	700毫米×1000毫米　1/16	
印　　张	14.5	
插　　页	8	
字　　数	240千字	
版　　次	2021年6月第1版	
印　　次	2021年6月第1次印刷	
书　　号	ISBN 978-7-5335-6411-7	
定　　价	128.00元	

书中如有印装质量问题，可直接向本社调换

邓正明

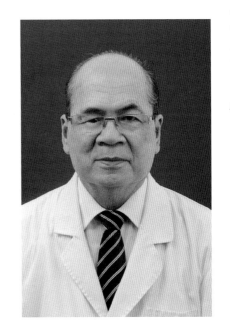

邓正明，教授、主任中医师，国家级中医专家，第四批、第六批全国老中医药专家学术经验继承指导老师，全国中医肛肠学科有突出贡献名专家，全国中医肛肠学科教育有突出贡献专家，中华中医药学会肛肠分会顾问（原副会长），中国中医肛肠教育研讨会顾问会长，国家科技成果评审专家库成员，中国肛肠网总顾问，福建省中医药学会肛肠专业委员会名誉会长，原福州市中医药学会会长，原福建省政协委员、福州市第一医院业务副院长、党委委员。曾获得福建省"五一"劳动奖章、福州市优秀共产党员、福州市精神文明建设积极分子、福州市人民政府银质奖章，并6次被评为福州市劳动模范，福州市十佳带徒名师，享受国务院政府特殊津贴专家。

邓正明主任于1942年5月出身于中医世家，是福建省中医痔科名医邓少杰的长子及其学术继承人。作为"邓氏痔科流派"的第四代传人，他于1967年从福建中医学院六年制医疗本科毕业后即从事中医肛肠科的临床医、教、研工作，在承袭祖传"邓氏痔科流派"诊疗专长的基础上，勤钻研、善总结，兼收并蓄国内外的先进技术，结合自身的条件，予以创新而自成一格。临床上其以中西医结合手术治疗为主，配合内服、外敷、熏洗、挂线、枯痔等传统中医疗法，并综以现代先进的医疗仪器，对各种肛肠常见病、复杂疑难病，如环状混合痔、复杂性高位肛瘘、功能性排便障碍、骶尾疼痛综合征等疾患进行诊疗，无论在术式设计还是诊疗方案制定上均达到了国内先进、省内领先的水平。

在50多年的临床生涯中，邓正明主任始终保持以"中"字特色为基础，致力于中医传统术式、中医治疗方案的创新与发展，致力于名老中医技法的继承与整理，从而创出了自己的特色。

"枯痔钉治疗内痔"与"挂线治疗高位肛瘘"是祖国医学的宝贵遗产，是治疗肛肠疾患的精粹部分。枯痔钉疗法在操作过程中极为讲究钉的粗细与插钉的角度、钉距、排列，这"手术技法"只能意会，难以言传。在高位肛瘘的治疗中，用西医的手术刀切断括约肌会造成肛门失禁，而用中医的挂线疗法勒断括约肌却不会造成肛门失禁，这是为什么呢？邓正明主任经过多年的临床研究，应用了解剖学、病理学、生理学等知识，借助现代实验手段，通过动物实验及数学、力学、物理学等边缘学科知识，把传统中医在枯痔钉疗法中行之有效的传统手术技法，与"知其然而不知其所以然"的中医挂线治疗高位肛瘘的优势，升华到理论上来认识。其完成的"枯痔钉所致异物炎症反应有效范围及其深广度的研究""中医挂线治疗高位肛瘘的机理研究"这两项成果均获得福建省医药卫生科研成果一等奖（1986年8月）、福建省人民政府科学技术进步三等奖（1987年）。此外他还完成了"中西医结合一次性手术治疗肛门部多种疾患""肛门长效止痛剂的研究及应用""肛瘘稀钡造影的探讨"3项课题，于1979年3月获得福州市科技成果奖。"火罐吸引式内痔套扎器的设计及应用"于1980年获得福州市人民政府科技成果二等奖。"排粪造影的临床研究"于2001年获得福州市人民政府科技成果二等奖。1985年，在福建省振兴中医大会上，邓正明主任由于其在"开展中医科研工作中做出显著成绩"而获得福建省人民政府表彰。

由于邓正明主任在东南亚一带拥有一定的声誉，1989年、1992年、1993年、1995年邓正明主任先后4次应邀赴马来西亚开展学术交流活动，并于当年12月起在马来西亚诗巫省开办中医肛肠联合诊所，历时2年，先后派3批次人员去往当地。此外，邓正明主任还于2000年8月应台湾两岸事务交流协会的邀请，赴台湾长庚医院、慈济医院、台北医学院附属医院等单位进行学术交流活动，向境外同仁充分展示了中医肛肠学科的学术风采。

邓正明主任是一位严谨的科学工作者，在古稀之年仍怀着对祖国传统文化遗产——中医肛肠事业传承、创新、发展的执着追求，并以拳拳之心努力为之奋斗，这正是"老骥伏枥，志在千里"的最好写照。

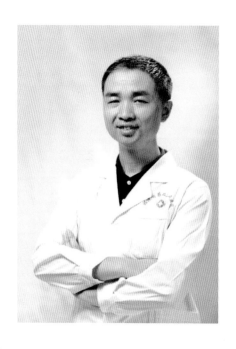

柯敏辉

柯敏辉，副主任医师，硕士研究生导师，中共党员，全国老中医药专家邓正明学术经验继承人，世界中医药学会肛肠病专业委员会石荣专家工作室学术继承人，福建省 2017 年度国内名中医访问学者。中国中西医结合学会消化系统专业病委员会第一届慢性便秘专家委员会秘书，中国民间中医药研究开发协会肛肠分会常务理事，中华中医药学会肛肠分会青年委员，中国便秘医学会理事，福建省中医药学会肛肠分会委员，福建省中医药学会中医全科医学分会委员，福建省中西医结合学会肛肠分会委员。

柯敏辉副主任曾获得第一批中国便秘研究杰出青年医师、2013~2014 年度福建中医药大学校优秀带教教师、2014 年福建中医药大学附属第二人民医院教学竞赛之教案比赛二等奖、2014 年福建中医药大学附属第二人民医院教学查房比赛第四名、2017 年福建中医药大学附属第二人民医院科研标兵、2018 年"马应龙杯"福建省青年医师病例演讲大赛二等奖、2019 年福建中医药大学附属第二人民医院"十大优秀中青年医师"等荣誉。

柯敏辉副主任主持的课题有"消痔灵注射辅以中药熏洗治疗脱肛病的临床研究"（福建省卫生厅青年基金，2010~2012 年）、"基于'筋脉横解，肠澼为痔'理论研究兔直肠黏膜内脱垂的发生机制"（福建省自然科学基金面上项目，2015~2018 年）、"基于有限元研究消痔灵注射治疗 IRP 型排便困难的机制"（国家自然科学基金面上项目，2018~2021 年）、"改良消痔灵注射术治疗直肠内脱垂的临床研究"（福建省科技厅引导性项目，2019~2022年）、"邓正明老中医治疗混合痔的学术经验传承及研究"（福建中医药大学校管课题，2020~2021年）。

柯敏辉副主任擅长痔疮、便秘、脱肛、肛瘘、肛裂、肠炎等肛肠疾病的中医特色诊疗以及因痔疮、脱肛等引起排便困难的微创手术。在手术治疗方面，不局限于传统治疗上"开刀匠"的层面，能够运用生物力学理论分析肛门直肠疾病引起症状（如排便困难、肿物脱出等）的原因，指导手术治疗，使肛门直肠形态功能尽早恢复正常，达到快速愈合的目的。

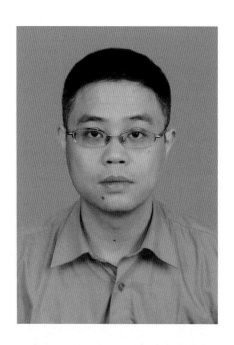

陈 峰

陈峰，医学硕士，副主任医师，中共党员，全国老中医药专家邓正明学术经验继承人，先后在国家、省级专业期刊发表有关科研论著 20 余篇，多次荣获福州市优秀科技论文奖，并且从 2017 年起一直承担福建医科大学《中医学》教学任务，并担任福州市第一医院中医教研室秘书。世界中医药学会联合会盆底专业委员会理事，中国中西医结合学会消化系统疾病专业委员会慢性便秘专家委员会常务委员，中医药高等教育学会临床教育研究会肛肠分会理事，中国便秘医学会理事，福州市中医药学会理事。

陈峰副主任主持的课题有"盆底表面肌肉生物反馈联合'认知—协调—建构'心理干预治疗功能性便秘的临床研究"（福州市科技局，2011~2013 年）、"盆底表面肌电生物反馈对功能性便秘患者的临床症状、生活质量及盆底表面肌电 Glaze 评估的影响研究"（福建医科大学非直属附属医院科研究发展专项基金，2013~2016 年）、"盆底表面肌电生物反馈联合'认知—协调—建构'的心理干预疗法对功能性便秘的疗效及与血清脑肠肽水平变化的相关性"（福建省自然科学基金面上项目，2016~2019 年）。

陈峰副主任擅长各种痔疮、肛裂、肛周脓肿、肛瘘、肛门湿疹、直肠脱垂、慢性便秘等肛肠疾病的中西医结合诊疗，以及痔的各种微创手术治疗（TST、PPH、RPH）。

跟师全国第六批老中医药专家邓正明

拜师仪式

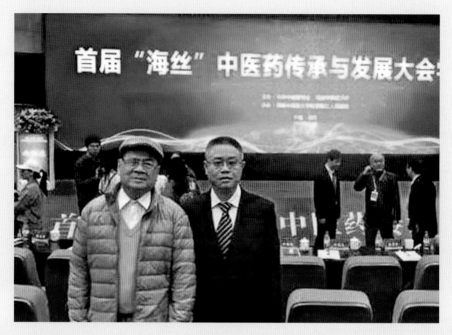

拜师仪式上，邓正明主任（左）与陈峰副主任（右）合影

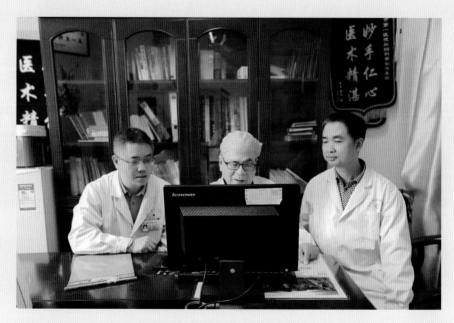

柯敏辉副主任（右）与陈峰副主任（左）跟随邓正明主任（中）学习

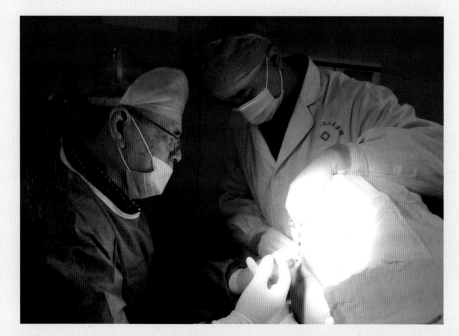

邓正明主任（左）带教柯敏辉副主任（右）手术

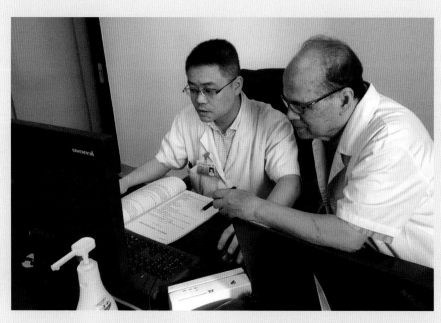

陈峰副主任（左）跟随邓正明主任（右）学习

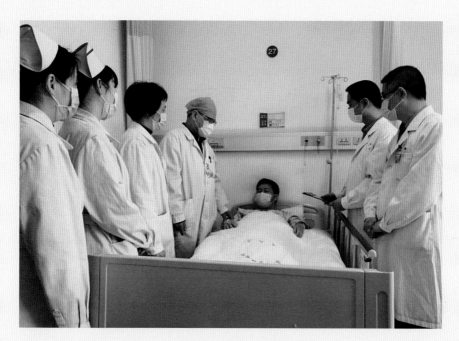

邓正明主任教学查房

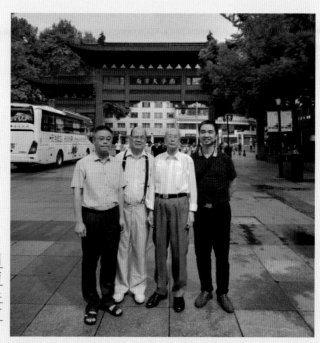

2018年，邓正明主任携弟子在南京与98岁肛肠泰斗陆琦教授（右二）合影

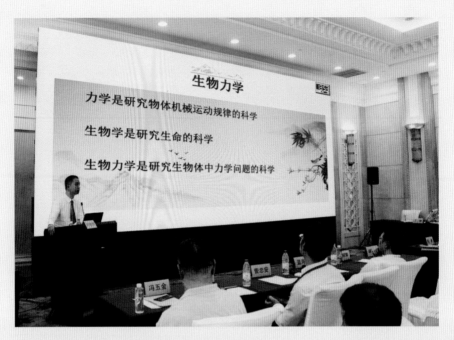

2019 年，柯敏辉副主任在济南参加第 31 届全国中西医结合消化系统疾病学术会议暨第一届慢性便秘专家委员会第一次会议，于会上发言

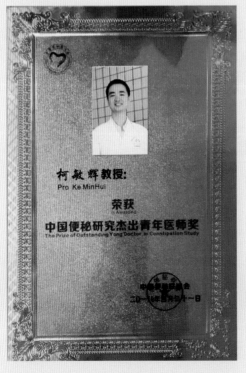

柯敏辉副主任荣获"第一批中国便秘研究杰出青年医师"

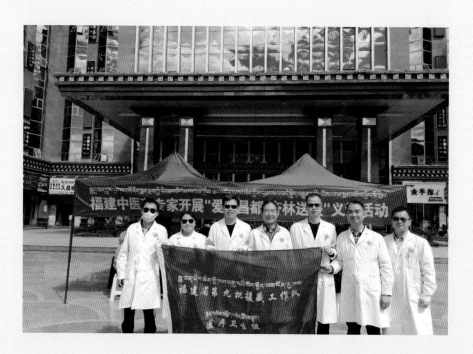

柯敏辉副主任（右二）参加支援西藏工作

序

中医学源远流长、博大精深，素有"国粹"之称。早在秦汉以前我国古代医家对肛肠疾病的病名与治疗就有了描述与记载。中医肛肠科（俗称"痔科"）在历史长河中，经过历代医家的不断传承与创新而益臻完善，由于其独特的诊治手段和显著的疗效成为了中医药领域中富有特色的专科之一。

福建邓氏痔科历史悠久，传承至今已历6代。据《闽台历代中医医家志》记载，邓氏痔科的创始人邓璧如为清末举人，曾任侯官县教谕，善文精医，擅长喉科及外科诸症，辛亥革命后悬壶闽侯；其子幼璧，为人敦厚，勤于业而不善酬应，故虽精于医而名未扬；其孙少杰，字增祥，幼承庭训，精于痔科，系福建省卫生厅评定的首批名老中医之一。

1958年，邓少杰贡献出祖传枯痔钉秘方，并出席"全国文教卫生群英会"，他于20世纪60年代初与陈永健等专家共同完成了"枯痔钉治疗内痔核的机制研究"的课题，得出了"异物炎症反应与创道引流是枯痔钉治疗内痔核的主要机制"的科学结论，其治学严谨，医术精湛，擅长求证病因，辨证论治，多愈奇疾。

邓正明主任是邓少杰的长子，继承其父学术经验，是邓氏痔科流派第四代代表性传人。在50多年的临床生涯中，邓正明主任始终坚持立足于中医、立足于临床，突出中医特色，在秉承梳理中医传统术式、中医治疗方案的基础上创新与发展，临床上以中西医结合手术治疗为主，配合内服、外敷、熏洗、挂线、枯痔等传统中医疗法，承袭祖传"邓氏痔科流派"技术专长，兼收并蓄国内外先进技术而自成一格。

邓正明主任是一位严谨的中医药科技工作者，为福建省当代名中医、全国中医肛肠学科有突出贡献名专家之一。他淡泊名利，虽年近八旬，但仍"不用扬鞭自奋蹄"地活跃在临床"医、教、研"的第一线工作岗位上，默默地为普通大众服务，为年轻一代新人传授技艺，为提升中医肛肠学科的整体学术水平而努力耕耘。

"老骥伏枥，志在千里"，在50多年的医学生涯中，邓正明主任为福建省内外多家医院培养出众多的中医痔科骨干人才，今有第六批全国老中医药专家邓正明学术经验继承人陈峰、柯敏辉副主任医师将其跟师临床心得予以总结，编撰成《跟师临证心悟——邓氏痔科流派传薪录（2）》一书，以祈邓氏痔科流派的独特技艺与学术思想能薪火相传、造福病患，故乐为之序。

邓治瑞

2020.9.15

前　言

　　福建邓氏痔科流派始于清末民国初，传承至今已历六代，2019年被福建省卫生健康委员会确认为福建省首批22个中医学术流派传承工作室建设项目之一，目前本流派主要分布于福州市第一医院、福州市中医院、福建省第二人民医院、福建省立医院及福州市第二医院等单位的肛肠科，在美国、东南亚一带亦拥有一定的影响力。

　　邓正明主任是福建邓氏痔科流派第四代代表性传人、享受国务院政府特殊津贴专家、福建省名中医、全国中医肛肠学科有突出贡献名专家、原中华中医药学会原肛肠分会副会长（现顾问）、第四批与第六批全国老中医药专家学术经验继承指导老师。1967年从福建中医学院六年制医疗本科毕业后，他即跟随其父邓少杰从事中医肛肠科的临床"医、教、研"工作，在承袭祖传"邓氏痔科流派"特色基础上积极吸取现代先进医疗技术与理念加以创新，形成自身独特的诊疗特色。其完成的"枯痔钉所致异物炎症反应有效范围及其深广度的研究"与"中医挂线治疗高位肛瘘的机理研究"两项成果，均获得福建省医药卫生科研成果一等奖与福建省人民政府科学技术进步三等奖。1985年，邓正明主任在福建省振兴中医大会上，由于在中医科研工作的开展中做出显著成绩而获得福建省人民政府的表彰。50多年来，邓正明主任一直为中医肛肠学科的临床"医、教、研"工作努力耕耘，向青年医师无私地传授技艺，以提高他们的学术水平，其中不少人已成为省、市级医疗单位肛肠学科的主要技术骨干。"邓正明中医肛肠科名医工作站"于2010年被评为首批"全国中医肛肠学科先进名医工作站"，邓正明主任本人于2011年被评为"福州市十佳带徒名师"。

继承与发展是中医药事业的两大核心内容，发展是继承的目的，而继承则是发展的源头活水，我们作为全国第六批老中医药专家邓正明学术经验继承人，多年来跟随邓正明主任学习邓氏痔科流派的特色诊疗，以冀在整理与继承邓正明主任的学术思想与经验的基础上有所创新与发展。继承人柯敏辉副主任以脱肛病为主线，运用生物力学与病理学等手段，从动物实验、临床研究、临床验案等多方面进行研究，获得国家自然科学基金、福建省自然科学基金等多项课题的资助；继承人陈峰副主任以便秘为主要研究方向，在继承邓正明主任运用中医药理论治疗便秘的基础上，引入"排便图式"的概念，总结出"认知—协调—建构"的排便心理治疗模式，利用盆底表面肌电生物反馈等现代新技术，显著提高临床疗效，也获得多项省厅级基金资助。这些都提示我们中医药是一个伟大的宝库，老中医药专家宝贵的经验与学术思想有着丰富的科学内涵，也说明老中医药专家师承带徒的人才培养模式，可以很好地推动中医药学术的进步与发展。

在国家中医药管理局及省市卫健委的支持下，我们将跟师3年过程中对邓正明主任的临床经验、辨证思路进行系统总结，结合邓氏痔科流派的独特诊疗技术和自己的跟师体会加以整理并汇编成册，希望这些能对从事肛肠专业工作的同仁有所参考和帮助，起到抛砖引玉的作用。

由于编写时间仓促，加上编者水平有限，本书对邓正明主任的学术思想和临床经验的总结还未臻完善，有疏漏及谬误之处在所难免，敬请指正。

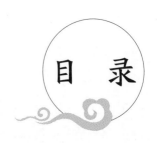

目　录

● **第一章 邓氏学术流派及其学术思想** 1

一、邓氏痔科流派传承源流 1

二、流派主要学术观点 2

三、临床与用药特色 4

● **第二章 肛肠疾病基础知识** 11

第一节　肛管直肠解剖 11

一、肛管解剖 11

二、直肠解剖 13

三、肛管直肠周围肌肉 15

四、肛管直肠周围间隙 19

五、肛管直肠周围血管 20

六、肛管直肠淋巴引流 21

七、肛管直肠神经 21

第二节　肛门直肠生理 22

一、西医在肛门直肠生理方面的认识 22

二、中医在肛门直肠生理方面的认识 23

第三节　肛肠疾病的检查 27

一、全身检查 27

二、局部检查 28

三、肛门镜检查 29

四、实验室检查 30

五、病理检查 30

六、影像检查 30

七、肛肠动力学检查 31

- **第三章　肛肠疾病治疗经验**...34
  - **第一节　痔病**...34
    - 一、痔的概念...34
    - 二、痔的病因病机...34
    - 三、痔的临床表现及特征...35
    - 四、邓正明主任对痔病的特色治疗...35
    - 五、邓正明治疗痔病的临床验案...43
  - **第二节　肛瘘**...46
    - 一、肛瘘的概念...46
    - 二、肛瘘的病因病机...46
    - 三、肛瘘的分类...47
    - 四、中医治疗肛瘘的方法...47
    - 五、邓正明主任对肛瘘的特色治疗...49
  - **第三节　便秘**...55
    - 一、便秘的概念...55
    - 二、便秘的病因病机...55
    - 三、运用现代手段诊查便秘...55
    - 四、邓正明主任对便秘的特色治疗...58
  - **第四节　肛肠杂病**...68
    - 一、肛门直肠疼痛...68
    - 二、肛门瘙痒症...72
    - 三、肛管直肠周围脓肿...76
    - 四、肛裂...79
    - 五、肛门病术后常见并发症...83

- **第四章　邓正明主任学术传承**...93
  - **第一节　传承人柯敏辉跟师体会**...93
    - 一、动物实验...94
    - 二、临床研究...125

第二节　传承人陈峰跟师体会 ……………………………… 129

一、对中医理论中"证"的认识 ………………………… 129

二、对中医肛肠学科的认识 …………………………… 133

三、对功能性便秘的临床实践 ………………………… 136

● 第五章　肛肠疾病食疗与保健 ……………………… 152

第一节　根据体质养护脾胃 …………………………… 152

第二节　不同阶段人群的饮食宜忌 …………………… 155

第三节　简单易学的肛肠保健运动 …………………… 157

第四节　保健同时，情志调理不可疏忽 ……………… 160

第五节　顺应四时调整生活状态 ……………………… 162

第六节　痔疮的民间验方 ……………………………… 164

● 第六章　肛肠疾病常见问题科普 …………………… 167

第一节　肛肠科备受关注的那些事 …………………… 167

一、洗屁股，你真的都做对了么 ……………………… 167

二、垫脚凳——拉近便秘患者与坐式马桶的距离 …… 168

三、开塞露，能长期使用么 …………………………… 169

四、长期用泻药——黑了肠子又伤身 ………………… 172

五、简、便、效、廉——消痔灵注射治疗直肠黏膜内脱垂 … 174

第二节　肛肠科常见的那些病 ………………………… 177

一、屁股痛，您确定就是痔疮吗 ……………………… 177

二、肛裂：刀尖上排便 ………………………………… 179

三、肛门有东西脱出，会是什么原因 ………………… 181

四、肛门负"赘"不是"罪" …………………………… 182

五、放射性直肠炎，您知多少 ………………………… 185

六、肛门炎性疾病，会有哪些症状 …………………… 187

七、正确认识遗传性结直肠癌 ………………………… 188

八、痔疮会发展成直肠癌吗 …………………………… 191

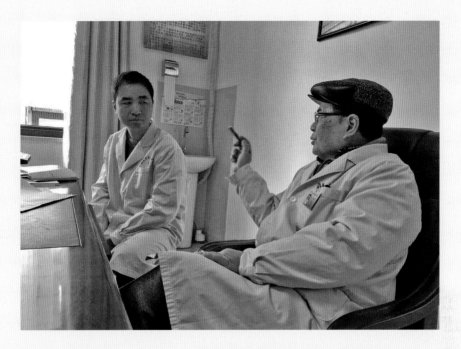

柯敏辉副主任（左）跟随邓正明主任（右）门诊学习

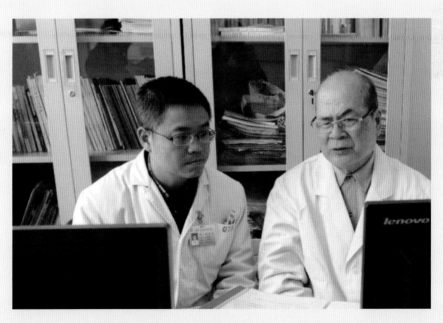

陈峰副主任（左）跟随邓正明主任（右）学习

跟师临证心悟——邓氏痔科流派传薪录（2）

第三节　肛肠科的奇闻异事 194

一、直肠异物：请神容易送神难，及时就医是关键 194

二、鱼刺卡在肛门，这是什么情况 195

三、肛周脓肿引起的不适，需要您的关注 197

四、痔疮脱出后，该怎么办 198

第四节　便秘的那些事 200

一、您与大便的"一面之缘" 200

二、您是如何走向便秘的 201

三、千万别小看便秘的危害 202

四、便秘之苦，应如何应对 204

第五节　肠镜检查的那些事 207

一、便血，为什么要做肠镜 207

二、建议肛乳头瘤患者行肠镜检查 208

三、做肠镜前，需要准备的那些事 208

第六节　肛肠手术那些事 211

一、痔疮手术有几种 211

二、关于痔疮手术的一点建议 212

三、肛门炎性疾病的手术治疗 214

四、痔疮手术前注意事项 215

五、肛肠手术后的一点建议 216

六、肛肠手术后，小心这3个问题趁机"偷袭" 217

七、肛肠手术后，便秘可不是小事 218

八、肛肠手术后，尿不出来怎么办 219

九、吃辣一时爽，"菊花"火葬场 220

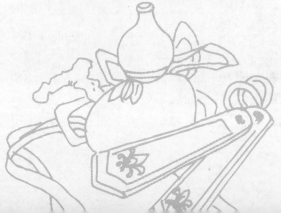

第一章 邓氏学术流派及其学术思想

一、邓氏痔科流派传承源流

福建邓氏痔科流派历史悠久，迄今已传承6代。流派创始人邓壁如为清末举人，曾任侯官县教谕，善文精医，擅长喉科及外科诸症，辛亥革命后悬壶闽侯。第二代传承人邓幼壁，为人敦厚，勤于业而不善应酬，故虽精于医而名未扬。第三代邓少杰，字增祥，幼承庭训，精于痔科，系福建省首批名老中医，1958年曾出席"全国文教卫生群英会"。第四代代表性传承人系邓正明主任，主任中医师，毕业后即跟随其父邓少杰从事临床肛肠专业工作，享受国务院政府特殊津贴专家，系首批福建省名中医，全国中医肛肠学科有突出贡献名专家，第四批、第六批"全国老中医药专家学术经验继承"指导老师，其完成的"枯痔钉所致异物炎症反应有效范围及其深广度的研究""中医挂线治疗高位肛瘘的机理研究"这两项成果获得福建省医药卫生科研成果一等奖、福建省人民政府科学技术进步三等奖。此外，"中西医结合一次性手术治疗肛门部多种疾患"等5项课题，获得福州市科技成果奖。1985年在福建省振兴中医大会上，邓正明主任因其在"开展中医科研工作中做出显著成绩"而获得福建省人民政府表彰。

邓氏痔科流派的第四代传承人还有谢宝慈教授，其为福州市中医院中西医结合主任医师，1965年拜邓少杰为师，曾参加过"枯痔钉治疗内痔核的机制"研究等临床验证和成果鉴定。第五代传承人有郑玉金、邓大鹏、黄如华、方宗武、叶玲、郑鸣霄、高峰、陈峰、柯敏辉、孙江、王东栩、林巧媚、赵英杰（新加坡）、曾琳琳（新加坡）、吴良鸳（马来西亚）、傅月娥（美国）、邢爱琴、杨鸿培、张晴等。第六代传承人有林尊友、黄璇、陈啸、高献明、肖洁、周永新、李鼎宁、翁美容、谢春燕、郑士霖、舒郁平等。

二、流派主要学术观点

（一）整体观念，综合辨证，内外并治

邓氏学术流派认为，人是一个有机的整体，它是以五脏为中心，通过经络"内属于脏腑，外络于肢节"而达到整体的统一，大肠和肛门在生理上不但具有其自身的功能特点，而且与五脏的功能也有密切的关联。大肠为六腑之一，与肺相表里，"以通为用"，其传导功能的实现有赖于气血的推动与濡养，有赖于肺气的肃降，从而才能承小肠之传物。《易经精义》云："大肠之所以能传导者，以其为肺之腑，肺气下达，故能传导。"因此，肛门疾患虽以局部症候为主，但也与全身机能密切相关，故临床上不仅要重视肛门疾病局部的检查与治疗，还要从整体的观念来进行综合辨证、审因论治，辨证施术。肛门疾患所表现的症状也可能是脏腑病变通过经络的传导在局部的表现，因此在临床上弃内治外是舍本求末，弃外治内是舍近求远，治病如攻城，何若水陆并进，应内外并治、药术兼施而祈获殊途同归之效。临症不囿于局部病灶的辨证论治与手术及药物敷贴等直接治疗，还应注重审证求因，予以汤药调治，因此疗效彰著，采用外治（手术）法时，亦是遵循中医辨证之理，结合现代医学综合治疗。

本流派在诊治肛肠科疾病时，始终遵循内经之训：谨守病机，治病求本。《黄帝内经》云："邪之所凑，其气必虚。"正气的盛衰与否，体现了脏腑功能的强弱。脏腑功能强盛，气血盈足，经络之气满溢，行有经纪，周有道理，邪无所著。脏腑功能失调，气血虚衰，经络空虚，腠理不固，则邪必客于腠理、经络之中，壅遏不去，蕴而化热，循经下注故肛门痈肿疮疡乃生。气血壅遏为标，脏腑虚弱为本，而脏腑虚弱最主要环节在于脾胃的不足。脾胃为后天之本、气血生化之源，脾胃强盛才能使气血充足，达到温分肉、养骨节、通腠理、注渗经络，使邪无所客之地。正如陈实功在其《外科正宗》中所说："盖疮全赖脾胃，调理必须端详。"治之要"先必固护脾胃"。

本流派遵循古人"正气内存，邪不可干""邪之所凑，其气必虚"的教诲，认为任何疾病的发生都与机体自身的正气不足有关。人体的正气来源于先天之精，更需要后天水谷精气的补充。脾气健运，胃气旺盛，机体抗病能力强；脾失健运，胃气衰微，机体抗病力弱。外感六淫、内伤七情、饮食劳倦、房事不节等诱因都会导致脾胃功能受损，究其肛肠疾患病因多咎风、湿、燥、热等，

但在临床上需牢记"正气内存，邪不可干"的古训，不忘健脾益气，将顾护"脾胃之气"贯穿整个治疗过程中。本流派在临床上不仅强调手术操作的技巧，而且强调治标与治本相结合、治内与治外相结合，强调中医的辨证施治，整体与局部相结合，中药内服与外用相结合在围手术期应用的重要性，本流派认为局部手术治疗与整体病因治疗是辩证统一的关系，这两者是相辅相成的，片面地强调手术治疗，会把自己局限在"开刀匠"的范畴。

（二）防患未然，循古创新

本流派认为：魄门为五脏使，痔之所生虽脏腑所发，但若无先天禀赋不足，若无饮食不节，嗜食肥、腻、炙、煿、醇酒、辛辣，妄自作劳等诱因、痔亦难兹。邓正明主任常教导后学："俗言'授人以鱼，莫若授人以渔''治若桴鼓，莫然防患未然'。肛门疾病预防之道，临床之际当广为宣传。"

本流派重视从古籍医典中汲取理论营养，但虽遵古而不泥古，认为"他山之石均可为吾之所用，现代医学可扬我中医国粹者，取之何乐而不为"。在学术上从不偏执门户之见，汲取现代医学之长来弥补。其认为由于历史条件的限制，在现实中存在的中医不足之处，可以用西医来弥补，但反对全盘西化。本流派认为中医学是祖国传统文化的一个重要组成部分，随着时代的发展，中医学应当实现现代化与创新，但不能数典忘祖，而应当牢牢地立足在继承的基础上守正创新。继承是保留祖国医学文化遗产并延续其存在的基石。本流派信笃岐黄之论，重视中医的发展，认为中医学有整体观念和辨证论治的优势而西医学有现代化技术与检验的长处，应将其有机结合起来，这样不但能丰富中医的理论系统，也能推动祖国医药学遗产的继承与发扬。临床上应努力吸收其他学科的知识，并把他们针对性地结合到临床实践中予以同化，然后按中医辨证施治的原则给予治疗，强调用此种方法总结的临床材料科学性强、可信度高，可以重复利用且容易推广。"全盘西化"不是创新而是"引进"，没有继承就无所谓创新，任何创新都是建立在已有的历史与文化积淀的基础上。中医学的创新更是要立足于"中"字，应当树立起创新不离宗的思想。从医50余年以来，邓正明主任在临床生涯中从未停止过继承、探索、创新的脚步。因此，他完成了多项循古创新的研究成果。

（三）笃重学术，讲究医德

本流派擅于接受新生事物并加以同化，在立足"中"字基础上，从不排斥现代科学，对现代技术、现代知识都能大胆地引进吸收同化，笃重学术，精研岐黄之术并将之灵活应用于临床，重视医德风貌的培养。本学派认为，"医者父母心"，医生应该无论患者家境如何、衣饰相貌如何，一律尽心救治，不得计较得失酬劳，不得贪求利益。

三、临床与用药特色

（一）内治

1. 以顾护"脾胃之气"为本

本流派认为气血为人体生命活动的基本物质。气血旺盛则卫外坚强，邪毒难以侵犯。若运行失常，必凝滞不通，从而导致各种外科疮疡的发生，正如《外科正宗》所云："气血者，人之所原禀……人之命脉，全赖于此。况百病生焉，失此岂能无变，独疮科尤关系不浅。"本流派注重脾胃论学说，强调人之五脏六腑、九窍百骸，皆受气于脾胃，推崇"四时百病，胃气为本""内伤脾胃，百病由生"之说，因而立法制方以调补脾胃为首务，临证遣方用药总以调理脾胃、固护气血为本，遵循古人"正气内存，邪不可干""邪之所凑，其气必虚"的教诲，认为任何疾病的发生都与机体自身的正气不足有关。人体的正气来源于先天之精，更需要后天水谷精气的补充，脾气健运、胃气旺盛，机体抗病能力强，脾失健运、胃气衰微，机体抗病力弱。外感六淫、内伤七情、饮食劳倦、房事不节等诱因都会导致脾胃功能受损，究其肛肠疾患病因多咎风、湿、燥、热等，但在临床上需牢记"正气内存，邪不可干"的古训，不忘健脾益气，将顾护"脾胃之气"贯穿整个治疗过程中，在临床上擅用补中益气汤化裁来治疗多种肛肠疾患，取得了较为满意的临床疗效。

2. 强调整体观念，侧重从肺论治

本流派认为人体是不能脱离外界环境的，外界环境的运动和变化可直接或者间接影响人体，而机体则相应地产生生理、病理反应。另外，外界的四时气候、昼夜晨昏的变化以及地土方宜都可以深刻影响人的生命活动与疾病。因此，

中医就有了"人与天地相应也"，这就是中医学中的"天人一体观"。"天人合一"强调天、地、人三位一体，把整个自然界、人类社会和每一个人都视为有机的统一体。中医学的整体观，视人体为小宇宙、自然界为大宇宙，大小宇宙为一有机整体。在这样一个原理指导下，人体必须与外界的变化规律保持一致。《黄帝内经》就有下面这样一段内容："帝曰：所谓言而可知者也。视而可见奈何？岐伯曰：五藏六府（五脏六腑），固尽有部，视其五色，黄赤为热、白为寒、青黑为痛，此所谓视而可见者也。"这说明五脏六腑虽居于内，然气血荣华的盛衰必形于外。本流派认为人是一个有机的整体，它是以五脏为中心，通过经络"内属于脏腑，外络于肢节"而达到整体的统一，故中医痔科常说"魄门亦为五脏使"也。大肠和肛门在生理上不但具有其自身的功能特点，而且与五脏的功能也有密切的关联，且尤以肺为重，因为大肠为六腑之一，与肺相表里，"以通为用"，其传导功能的实现有赖于气血的推动与濡养，还有赖于肺气的肃降，如此才能承小肠之传物。肺与大肠通过经脉联系，构成脏腑阴阳表里两经的络属关系，一阴一阳，二者表里相对，其相互关系如下：其一，肺主宣发是大肠得以濡润的基础，使大肠不致燥气太过而便秘，犹如"河道不枯，舟能行之"，大便自然畅通无阻，顺利导下。其二，肺主肃降是肠传导功能的动力，魄门为肺气下通之门户，故可云："肺上窍开于鼻，下施于魄门。"其三，肺主通调，是大肠主燥气之条件，即肺通过促进水液代谢和维持水液平衡之作用，使大肠水分不致过多，以保证大肠的"燥化"功能。其四，这种生理上的密切联系，是二者病理上相互作用、相互影响的基础，发生病变时肺与大肠可互传，即脏病及腑，腑病亦可及脏。因此临床上辨证属肺卫失调导致痔病者，治疗时应考虑从肺论治，下病上取，开肺奏效。

3. 风湿燥热致病的论点

本流派认为肛门位于下消化道之末端，湿邪趋下，因此肛瘘、脱肛、炎性外痔、嵌顿性内痔、急性肛门湿疹等都有肛周潮湿、滋水淋漓不断等症状。湿与热结，下迫肛门，致使气血瘀滞，筋脉横解，痔疮发生。湿热蕴结肛门，热盛肉腐，酿腐成脓，形成肛痈。风邪与热邪相结合，内客肠道则引起肠风下血，时发时止。燥邪干涩易伤津液，"燥胜则干""便结者火燥也"，大便干燥难解，肛门皲裂疼痛。火与热均为阳盛所致，火热之邪可使血流加快，甚至迫血妄行，导致痔疮、肛裂、直肠息肉的出血；热聚局部，腐蚀血肉而发为痈肿疮疡，《黄帝内经·灵枢·痈疽》云："大热不止，热甚则肉腐，肉腐则为脓，故名曰痈。"许多肛门疾患的急性期都表现有"热"的症候，如急性肛门脓肿、炎性外痔、肛周化脓性汗腺炎等。本流派认为"证""病"系同一体，"证"寓存于"病"，"病"包罗于"证"。痔虽发在局部，然正邪之争亦可呈现出一派复杂的临床症状，医者当察同索异、审度阴阳虚实、权衡寒热表里，临床上方可得心应手。本流派主张治痔不可专以凉血，以免失其片面，必需因人、因证、因病而治。如痔之初起者（一、二期），风、湿、燥、热四气致病居多，主张祛风、除湿、润燥、清热；痔之中、晚期者（三、四期）多兼气血亏损，主张虚实并治；兼有血瘀者则通络活血之品必不可少。

4. 辨证论治，辨证施术

本流派认为不论何病，在论治之时必须与其证结合，即使在西医诊断确立之后，也要按证施治，否则将会失去祖国医学辨证施治的特点。肛门疾患所表现的症状也可能是脏腑病变通过经络的传导在局部的表现，因此在临床上，弃内治外是舍本求末、弃外治内是舍近求远，治病如攻城，何若水陆并进，应内外并治、药术兼施，而祈获殊途同归之效。临证应不囿于局部病灶的辨证论治与手术及药物敷贴等直接治疗，同时应注重审证求因，予以汤药调治，方可疗效彰著。临证处方时，务求药方对病丝丝入扣，取效迅捷。其用方若为古者，则必不拘泥墨守而灵活变通；若古之无方者，则另辟蹊径，创制新方。

（二）外治

1. 强调局部望诊

肛肠疾病与整体有关，而局部望诊是整个治疗过程中的一个重要环节。临床应对肛门局部的形态，如周围皮肤的颜色、脱出物情况、便血颜色等进行详细观察。若肛门周围皮肤红赤、局部肿胀明显，则多为肛痈，这是由于热毒炽盛、气血壅滞而形成的，属阳证、热证；若肿块周围皮肤不红、根脚软大、漫肿无边、疼痛不显，则为虚证，常为气血不足或寒痰壅滞之阴证、寒证；若肛门周围皮肤灰白而潮湿，多为湿邪浸淫造成的慢性肛门湿疹；肛门周围呈椭圆形隆起、表面发紫，多为瘀血滞留；肛门皮肤粗糙伴有瘙痒，多为血虚风燥；肛门周围皮肤上有溃口，或溃口围有肉芽突起，多为肛痈溃后遗毒未尽形成肛瘘；若肛门周围瘘口较多，周围皮肤黯黑，触之呈片状硬结，多为湿毒久羁、气血瘀滞；

若肛门周围皮肤有棘皮样小突起散在或簇生，色暗晦，多为湿毒蕴结之尖锐湿疣；若是肛门周围皮肤溃疡，其颜色暗淡者，疼痛不甚，多为气血不足；若溃疡颜色鲜红，伴灼痛，多为热盛肠燥；若肛门脱出物色红或紫，嵌顿肛缘，多系由肺热下移大肠与湿相搏，下注肛门，气血不畅所引起；若脱出物色淡红或表面肥厚增生，多为脾虚、中气不足、升提无力所致属虚证；若脱出物色紫黯，多为气血阻滞，脉络不通之瘀血证；若便血颜色鲜红、性状稠厚，多为实热之证；若颜色淡红，性状稀薄，多为虚寒之证；若便血暗红，不伴黏液者多为虚证，伴有黏液者多为湿热之证。

2. 强调触（指）诊

本流派认为肛管及肛门周围局部的触（指）诊是肛肠科临床上的一个重要环节，这属于中医"切"诊范畴。它包括肛周触诊及肛内触（指）诊，具有简便、准确等优点。邓正明主任临证时，每例必诊、每诊必细。他在检查前先嘱患者排空大便，然后按先肛周后肛内的顺序检查。若肛周有肿块或赘生物应注意触感及软硬度、光滑度、活动度，以及有无压痛、波动感等，有压痛和波动感常提示有肛周感染；若触之有索条状物，并有"溃口"相连，按压、有分泌物流出常为肛瘘，此时应触悉其走向和深浅；若肿块位于肛缘触之柔软常为外痔，触之疼痛明显、内有硬结者多为血栓性外痔。触感肛缘时，应注意肛门的紧张度，后正中若有压痛，则可能肛内有损伤如肛裂。在行肛内指诊时注意手法轻柔。肛内触（指）诊时应先在指端涂适量润滑剂，后用指腹轻揉按肛门，俟肛门松弛后，沿腹部方向将手指缓缓插入肛管，自下而上，左右前后各壁凡手指可及范围均应触及，以防遗漏。正常情况下，食指略感紧迫，若通过困难则应注意有无狭窄段。若肛管温度较高有烧灼感，且伴有明显触痛，多有急性炎症。距肛缘约 2.5cm 处（即齿线区），若有硬结或凹陷或压痛点，多为肛窦炎或肛瘘内口。若有发现肿物应注意其质地、活动度及根蒂位置、粗细，如在齿状线且活动度良好多为肛乳头纤维瘤；超过齿状线后，指感较前柔软，多为内痔，内痔体积较大时可触及柔软的纵形隆起物，有时还可以扪及痔上动脉搏动。当手指超过直肠环时可感知肠腔骤然膨大，此即直肠壶腹部，其中下段是直肠癌的好发部位，应注意有无肿块。若肿块质硬活动度差甚或呈菜花状，质脆，指套带黯晦色血性分泌物应考虑直肠癌肿。如触及折叠之环形皱襞，有拥堵感，强力努责尤为明显时，多为直肠黏膜内脱垂。指诊时，在前位离肛缘 4~5cm 处，男性可触及如栗子大小质韧而有弹性，边缘界限清楚、光滑而无结节、无压痛，与直肠壁无粘连的"肿块"，多为前列腺；女性可触及与直肠壁无粘连、有弹性，边缘界限清楚光滑的"肿块"，多为子宫颈或后倾之子宫体。在后位、用手指向骶前及盆腔后位按压，并移动手指从一侧向另一侧，可提示直肠后壁有无病变，如提供肛管后间隙脓肿、骶尾疼痛综合征、骶前肿瘤的线索。最后将尾骨夹在食指与拇指之间，检查尾骨有无不正常的活动及疾病，并为进一步诊断提供线索。指诊后要认真观察指套上是否染有血液和脓液，如有，则应进一步行内窥镜等其他针对性特殊检查。

3. 强调手术精、准、轻、巧

本流派认为作为一个好的肛肠科医生，要具有"狮子的胆、慈母的心、姑娘的手"，强调手术操作时务必要达到精、准、轻、巧的要求。麻醉达效后，要详细、精确地观察手术部位中病灶与周围正常健康组织之间的毗邻关系，精心设计后方可进行手术。手术操作手法要准确、轻柔、细微，应巧妙地做到尽量最少或避免对正常组织的损伤，最大限度地保护肛门功能。

4. 强调术后创面处理

本流派认为肛肠疾病的治疗成功与否，与肛肠手术的技巧密不可分，但术后创面的处理亦占一半的功劳。术后创面处理不当，会增加患者的痛苦，甚至导致治疗失败，前功尽弃。本流派认为肛门疾患手术后换药，应根据中医辨证施治之法，针对创面所呈现的不同状况而采用不同的药物与剂型，切忌千篇一律。术后创面的处置尽量要由施术者或相对固定的经管医生完成，因为换药及处置创面的过程实际上就是临床上观察及判定病情变化的一个重要组成部分。

5. 独特经验方剂

·三石膏

炉甘石100g、赤石脂100g、煅石膏100g，研为细末，加石蜡油及凡士林1000g。

功能：收敛生肌。

主治：术后创面分泌物多。

· 消炎生肌膏

炉甘石 40g、滑石粉 40g、儿茶 40g、龙骨 8g、黄丹 16g、乳香 8g、没药 8g、血竭 16g、朱砂 16g、冰片 4g、轻粉 8g，过细筛后，加凡士林及生油或石蜡油调匀。

功能：消炎生肌。

主治：肛瘘术后修复。

· 生肌定痛散

生石膏 30g、生硼砂 15g、朱砂 10g、冰片 0.5g，研为细末后喷敷于创面。

功能：消炎生肌，止痛。

主治：肛瘘、脓肿术后。

· 邓氏爽肛散

炉甘石 1000g、硼酸 500g、滑石粉 2750g、冰片 20g、薄荷脑 15g、密陀僧 500g，混匀过 100 目筛备用。

功能：清热，解毒，燥湿。

主治：肌肤湿疹、皮炎。

· 祛腐生肌膏（东方 1 号）

苍术、黄柏、防己、木瓜、延胡索、郁金、虎杖、地榆各 30g，浸于麻油 24 小时后熬至药焦去渣，加入煅石膏粉、煅炉甘石粉各 250g，冰片 4g。

功效：拔毒，排毒，祛腐生肌。

主治：手术后期创面修复迟缓。

改良试用：苍术、黄柏等同上，粉碎后过 100 目筛，生油调匀成膏。

· 便秘 1 号

当归 9g、牛膝 9g、肉苁蓉 20g、升麻 3g、枳壳 9g、白术 30g、制首乌 20g、桑椹 20g，水煎服。

功效：补肾，滋阴，润肠。

主治：肾虚阴亏型便秘。

· 便秘 2 号

北沙参 30g、麦冬 30g、玄参 30g、 火麻仁 10g、郁李仁 10g、苦杏仁 10g、瓜蒌仁 20g、太子参 30g、白术 30g、决明子 15g，水煎服。

功效：清热，滋阴，润肠。

主治：燥热型便秘。

· 湿疹洗剂

黄柏 6g、苍术 10g、地肤子 10g、苦参 6g、白藓皮 10g、蛇床子 10g，水煎外洗。

功效：清热解毒，燥湿。

主治：肌肤湿疹、皮炎。

· 紫草黄连膏

紫草 31g、黄连 21g、当归 62g、生地黄 62g、黄柏 21g、白芷 10g、姜黄 10g、麻油 500g，浸泡 1 周后小火煎至药枯后去渣，加入白凡士林 1500g、青黛粉 60g 搅匀，收膏贮存备用。

功能：润肤凉血，止痛生肌。

主治：痔疮发炎、出血溃疡。

· 邓氏痔疮栓

五倍子鞣酸 100g、黄连素片 100 片、白及粉 10g、白芷粉 10g、冰片 5g、半合成脂肪基质 1000g，制成每粒 2.5g 的栓剂。

功能：消痔止血。

主治：一、二期内痔。

· 915 痔疮膏

五倍子鞣酸 60g、黄连素粉 60g、白芨粉 5g、枯矾 5g、冰片 3g、紫草油 150g、羊毛脂 100g、凡士林 500g，调匀制软膏。

功能：凉血，止血，生肌。

主治：痔疮出血。

第二章　肛肠疾病基础知识

第一节　肛管直肠解剖

一、肛管解剖

肛管位于消化道的末端，肛管上端止于齿状线并与直肠相接，向下向后止于肛门缘，因此，肛缘到直肠末端的一段狭窄管腔称肛管，成人肛管平均长3~4cm。而外科通常将肛管的上界扩展到齿状线上1.5cm处，即肛管直肠环平面。

（1）**肛管分类**　肛管分为解剖肛管和外科肛管。解剖肛管是指齿状线到肛门缘的部分，又称皮肤肛管或固有肛管，临床较常用，前壁较后壁稍短，成人解剖肛管长3~4cm，无腹膜遮盖，周围有外括约肌和肛提肌围绕。外科肛管是指肛门缘至肛管直肠环平面（肛直肠线）的部分，又称肌性肛管或临床肛管，临床较少用，成人外科肛管长（4.2±0.04）cm。

（2）**齿状线**　肛管皮肤与直肠黏膜的交界处，有一条锯齿状的环形线，叫齿状线或梳状线。此线是内外胚层的移行区，上下两方的上皮、血管、淋巴和神经的来源完全不同，是重要的解剖学标志（如图2-1所示）。85%以上的肛门直肠病都发生在齿状线附近，因此其在临床上有重要意义。

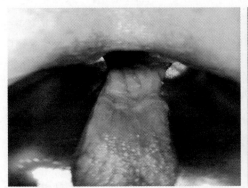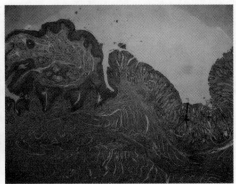

图2-1　齿线

上皮：齿状线以上是直肠，肠腔内壁覆盖着黏膜，为单层柱状上皮；齿状线以下是肛管，肛管覆盖着皮肤，为移行扁平或复层扁平上皮。

神经：齿状线以上的神经是内脏神经，没有明显痛觉；齿状线以下的神经是躯体神经，痛觉灵敏。

血管：齿状线以上的血管是直肠上血管，其静脉与门静脉系统相通；齿状线以下的血管是肛门血管，其静脉属下腔静脉系统。在齿状线附近门静脉与体静脉相通。

淋巴：齿状线以上的淋巴向上回流，汇入腰淋巴结（内脏淋巴结）；齿状线以下的淋巴向下回流、经大腿根部汇入腹股沟淋巴结（躯体淋巴结）。

齿状线还是排便反射的诱发区。齿状线区分布着高度特化的感觉神经终末组织，当粪便由直肠达到肛管后，齿状线区的神经末梢感觉到刺激，就会反射地引起内、外括约肌舒张，肛提肌收缩，使肛管张开粪便排出。如果手术中切除齿状线，就会使排便反射减弱，出现便秘或感觉性失禁。

（3）**肛管毗邻**　肛管两侧为坐骨直肠窝，其前方男性有尿道和前列腺、女性有阴道，后方有尾骨。

（4）**肛管内壁形态结构**　肛管内壁形态结构有以下这些部分。

肛柱：直肠下端缩窄，肠腔内壁的黏膜折成隆起的纵行皱襞，皱襞突出部分叫肛柱，又称直肠柱，有8~10个，长1~2cm，宽0.3~0.6cm，儿童比较明显。直肠柱是括约肌收缩的结果，在排便或直肠扩张时此柱可消失。

肛瓣：两直肠柱底之间的半月形黏膜皱襞，叫肛瓣。人体一般有6~12个瓣，肛瓣是比较厚的角化上皮，它没有"瓣"的功能。

肛窦：位于肛瓣与两柱底之间形成的凹陷隐窝，又称肛隐窝。其为在肛瓣之后呈漏斗状的凹窝，口朝上向直肠腔内上方，窦底伸向外下方，深0.3~0.5cm，由导管与肛腺相连，是肛腺分泌腺液的开口，在肛窦内储存，排便时直肠收缩肛腺液与直肠黏膜下肠腺液混合，润滑粪便，使其易排出肛外。当粪便干燥用力时擦破肛瓣，或腹泻时稀便进入肛窦内，易引发肛窦炎，再经导管蔓延成肛腺炎，继而扩散至肛管直肠周围各间隙形成脓肿，或沿肛管移行皮肤向下蔓延破溃后发生肛裂，再向下蔓延形成裂痔，破溃后形成裂瘘，所以肛窦又是感染的门户。

肛乳头：肛管与肛柱连接的部位。沿齿状线排列的三角形上皮突起，多为2~6个，基底部发红，尖端灰白色，大小不一，系纤维结缔组织。

肛腺：一种连接肛窦下方的外分泌腺体。连接肛窦与肛腺的管状部分叫肛腺导管。因为个体差异和自身变异很大，所以不是每个肛窦都有肛腺，一般约有半数肛窦有肛腺，半数没有。多数肛腺都集中在肛管后部。两侧较少，前部缺如。肛腺开口于窦底，平时分泌腺液储存在肛窦内，排便时可起润滑粪便的作用。由于该处常有存积粪屑杂质，容易发生感染，引发肛窦炎。

肛垫：位于肛管和直肠的一种组织垫，称为肛门血管垫，又称肛门衬垫，简称肛垫。肛垫是由扩张的窦状静脉、Treitz 肌、胶原纤维和弹性结缔组织纤维组成，系出生后就存在的。其呈右前、右后、左侧三叶排列，宛如海绵状结构，类似勃起组织，有闭合肛管、节制排便的作用。1975 年 Thomson 在他的硕士论文中首次提出"肛垫"的概念，并认为因肛垫内动、静脉吻合血管调节障碍和 Treitz 肌退行性变性，而导致肛垫肥大后脱出，即成内痔。

二、直肠解剖

直肠是结肠的末端，位于盆腔内，固定在盆腔腹膜的结缔组织中。上端平第三骶椎，与乙状结肠相接。沿骶椎腹面向下，直达尾骨尖，穿骨盆底后，下端止于齿状线，与肛管相连。成人直肠长 12~15cm。

直肠腔内的形态：直肠并不是笔直的。直肠有两个弯曲，在矢状面上，沿着骶尾骨的前面下行形成向后突的弯曲，称直肠骶曲；下段绕尾骨尖向后下方，在直肠颈形成一突向前的弯曲，称为会阴曲。骶曲和会阴曲在此与肛管形成一个 90°~100° 的角，称肛直角（ARA），此角对排便起重要作用（如图 2-2 所示）。

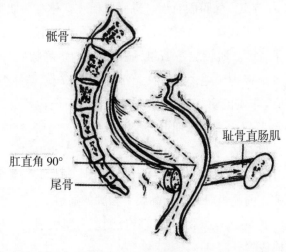

图 2-2 肛直角

直肠上下端较狭窄，中间膨大，形成直肠壶腹，是暂存大便的部位。但有 1/3 的人没有宽阔部而呈管状。直肠的黏膜较为肥厚，在直肠壶腹部的黏膜有上、中、下 3 个半月形皱襞突入肠腔，襞内有环肌纤维，称直肠瓣（Houston 瓣）。直肠瓣自上而下多为左、右、左排列，左侧 2 个，右侧 1 个。它的作用是当用力排便时，可防止粪便逆流。

（1）**直肠壁的组织结构** 直肠壁的组织结构与结肠相同。直肠全层由内向外分为黏膜层、黏膜下层、肌层、外膜（浆膜）4 层（如图 2-3 所示）。

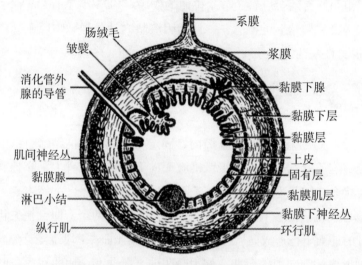

图 2-3　直肠壁的组织结构

黏膜层：分为黏膜、黏膜固有层、黏膜肌层（又称黏膜肌板），由 2~3 层纵行平滑肌构成。黏膜较厚，血管丰富。黏膜层存在肠腺，分泌腺液。固有层有小支静脉丛为子痔区。肌板层是 Treitz 肌，网络内痔静脉丛的一层。

黏膜下层：此层极为松弛，易与肌层分离。内有疏松结缔组织，直肠上动、静脉。齿状线附近含丰富的窦状静脉丛。有直肠上动脉与内痔静脉丛，为母痔区。

肌层：直肠的肌层为不随意肌，外层是纵行肌，内层是环行肌。内为直肠环行肌，在相当于耻骨直肠肌下缘平面形成逐渐增厚的内括约肌，向下延续至括约肌间沟。外为直肠纵行肌，向下分出一束肌肉，组成联合纵肌的内侧纵肌，进入外括约肌间隙，内侧纵肌是直肠黏膜下脓肿的通道。

外膜：前壁、两侧壁有腹膜，其直肠外侧壁为浆膜层。其他部位的直肠外侧壁为结缔组织构成的外膜。

（2）**直肠的毗邻** 直肠上前方有腹膜反折，男性有膀胱底、精囊和前列腺，女性有子宫。上后方为骶骨，直肠和骨之间有直肠固有筋膜鞘，包括血管、神经和淋巴等，如直肠上动脉、骶前静脉丛、骶神经丛。直肠上两侧有输尿管，下前方在男性为前列腺，女性为子宫颈和阴道后壁，下后方有直肠后间隙、尾骨和耻骨直肠肌。直肠的最末端被外括约肌深层及肛提肌围绕。

（3）**直肠与腹膜的关系** 直肠上 1/3 前面和两侧有腹膜覆盖。中 1/3 仅在前面有腹膜并反折成直肠膀胱陷凹（男）或直肠子宫陷凹（女），即 Douglas 腔。下 1/3 全部位于腹膜外，使直肠在腹膜内外各占一半，直肠后面无腹膜覆盖。腹膜反折部距离肛缘约 9.6cm，与直肠腔中段直肠瓣平齐。

三、肛管直肠周围肌肉

肛管直肠周围有两种功能不同的肌肉：一种为随意肌，位于肛管之外，即肛管外括约肌与肛提肌；另一种为不随意肌，在管壁内，即肛管内括约肌；中间肌层为联合纵肌，既有随意肌又有不随意肌纤维，但以后者较多。以上肌肉能维持肛管闭合及开放。这些肌肉可分为肛管内括约肌、肛管外括约肌、肛提肌、耻骨直肠肌、联合纵肌和肛管直肠环。

（1）**肛管内括约肌（IAS）** 内括约肌是直肠环肌延续到肛管部增厚变宽而成，为不随意肌，属于平滑肌，肌束为椭圆形。上起自肛管直肠环水平，下止于括约肌间沟上方，环绕外科肛管上 2/3 周，受自主神经支配，肌内无神经节，只给很少能量就能维持长时间的收缩状态而不疲劳。内括约肌借其平滑肌特有的延展性，使肛门充分松弛。它又具有直肠环肌容易痉挛的特性，任何病理原因都能引起长时间的痉挛，长期痉挛就会发生内括约肌失弛缓症，导致出口型便秘，手术时切除部分内括约肌才能治愈。内括约肌主要是参与排便反射，无括约肛门的功能，手术时切断不会引起排便失禁。

（2）**肛管外括约肌（EAS）** 肛管外括约肌被直肠纵肌和肛提肌纤维穿过分为皮下部、浅部和深部 3 个部分，属于横纹肌，为随意肌。其围绕外科肛管一周，实际上三者之间的绝对分界线并不是非常清楚。其受第 2~4 骶神经的肛门神经及会阴神经支配，作用是在静止时呈持续性收缩，使肛管闭合，防止外物进入；在排便时肌肉松弛，使肛管扩张，协助排便或随意控制，切断粪便，终止排便。

皮下部：为环形肌束，位于肛管下方皮下、肛管内括约肌的下方。前方肌纤维附着于会阴中心腱，后方纤维附着于肛尾韧带。

浅部：位于皮下部与深部之间，有直肠纵肌纤维使二者分开。位于外括约肌皮下部上方、内括约肌外侧，呈梭形围绕外科肛管中部，为椭圆形肌束。前方肌束与会阴浅横肌连接，止于会阴体，后方两股肌束止于尾骨，并参与构成肛尾韧带。

深部：位于浅部的外上方为环形肌束，环绕内括约肌及直肠纵肌层外部，其后部肌束的上缘与耻骨直肠肌后部接触密切。

三肌襻系统：1980 年埃及学者 Shafik 根据肌束方向、附着点和神经支配不同，将肛门外括约肌分为 3 个 U 形肌襻（如图 2-4 所示），即尖顶襻、中间襻、基底襻，基本上得到学术界的公认。①尖顶襻：为外括约肌深部与耻骨直肠肌融合而成。绕过肛管上部的后面，向前止于耻骨联合，由肛门神经（痔下神经）支配。②中间襻：即外括约肌浅部，绕过肛管中部的前面，向后止于尾骨尖，由第 4 骶神经的会阴支支配。③基底襻：即外括约肌皮下部，绕过肛管下部的后侧面，向前止于近中线的肛门皮肤，支配神经为肛门神经。

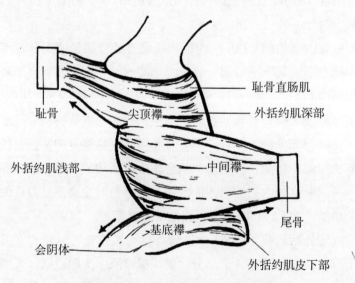

图 2-4　肛管外括约肌三肌襻系统

三肌襻的重要生理作用表现在闭合肛管、蠕动性排便和单襻节制 3 个方面。①闭合肛管：由于 3 个肌襻肌束方向的明显不同，收缩时 3 个肌襻各以相反的方向压缩和闭合直肠颈和固有肛管。②蠕动性排便：由于 3 个肌襻各自的支配神经不同，故可以交替收缩，向下推移粪便，将粪便推出体外，如果要中断排便，则肛门外括约肌三肌襻可以产生逆行蠕动。③单襻节制：由于肛门外括约肌的 3 个肌襻各自有其独立的附着点、肌束方向和支配神经，并且分别包在各自的筋膜鞘内，任何 1 个肌襻均能独立地执行括约功能。除非 3 个肌襻全部破坏，否则只要保留 1 个肌襻，就不会出现大便失禁，故有人提出了"单襻节制学说"。

（3）肛提肌 过去认为肛提肌由耻骨直肠肌、耻骨尾骨肌、髂骨尾骨肌 3 部分组成，是封闭骨盆下口的主要肌肉。近年来，有学者提出，肛提肌主要是由耻骨尾骨肌和髂骨尾骨肌两部分组成（如图 2-5 所示）。

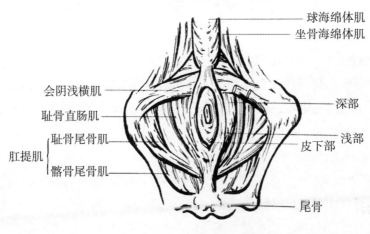

图 2-5 会阴部肌肉

肛提肌左右各一、联合成盆膈，是随意肌。上面盖以盆膈筋膜，使之与膀胱、直肠或子宫隔离；下面覆以肛门筋膜，并成为坐骨直肠窝的内侧壁。受第 2~4 骶神经的肛门神经及会阴神经的支配。其作用是两侧肛提肌联合组成盆膈，承托盆腔脏器。肛提肌收缩时可提高盆底，压迫直肠帮助排便，保持肛管直肠的生理角度，增强肛门的括约功能。

耻骨尾骨肌（简称耻尾肌）：是肛提肌中最大、最重要的肌肉，也是盆底肌重要肌肉之一，起自耻骨弓的后面和肛提肌腱弓的前面，呈扇形向后、向内、向下绕尿道、前列腺或阴道，止于直肠下段和骶骨下部。耻骨尾骨肌又分为提肌板、肛门悬带两部分（如图 2-6 所示）

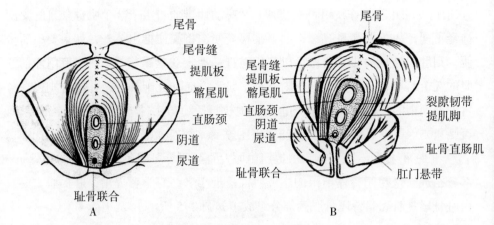

图 2-6　提肌板和肛门悬带

髂骨尾骨肌（简称髂尾肌）：起自髂骨内下方、闭孔内肌筋膜及坐骨棘。内侧和盆筋膜腱弓的后部作扇形展开。其前部肌束在肛尾缝处与对侧相连；中部肌束附着于肛门和尾骨之间的肌束，附着于髂骨下端。向下向后与对侧联合，组成盆膈的前部。

（4）**耻骨直肠肌**　耻骨直肠肌和肛提肌在结构上有区别，在功能上具有独特性，在肛肠疾病中具有重要意义。耻骨直肠肌是维持肛门自制的关键性肌肉，是肛门括约肌群中最重要的组成部分。其位于耻骨尾骨肌内侧面，联合纵肌的外侧、外括约肌深部上缘；起自耻骨下支的背面，其肌纤维向后绕直肠中段两侧，在直肠后方会合。在外科肛管直肠交界处，其与外括约肌深部，形成一个"U"字形悬带，向前上方牵拉形成肛直肠角（如图2-7所示），对括约肛门有重要作用。

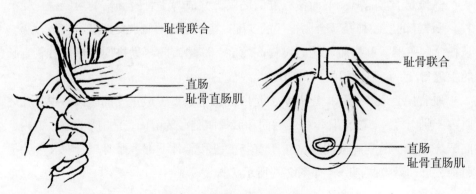

图 2-7　耻骨直肠肌的形态

耻骨直肠肌的作用有两个方面：一方面，它提托支持着肛管直肠，使肛管直肠固定于一定位置和角度，对粪便下降起着机械屏障作用。另一方面，它收缩时可将肛管向外向上提拉，使肛管张开，粪便排出；舒张时可使肛管紧闭，暂时使粪便蓄存，从而随意控制排便。

（5）**联合纵肌** 联合纵肌是肌性纤维组织，其中含有平滑肌、横纹肌和弹力纤维。平滑肌纤维来自直肠壁外层纵肌，横纹肌纤维来自耻骨直肠肌。联合纵肌呈纵行位于内、外括约肌间隙，以网状肌性结缔组织纤维，将外科肛管各部分连接成一个整体功能性器官。

（6）**肛管直肠环** 肛管直肠环在临床检查上十分重要。它是由外括约肌浅层和深层、耻骨直肠肌、联合纵肌、内括约肌的一部分环绕肛管直肠连接处所形成的肌环（如图 2-8 所示）。此环后侧较前方发达，前部比后部稍低。

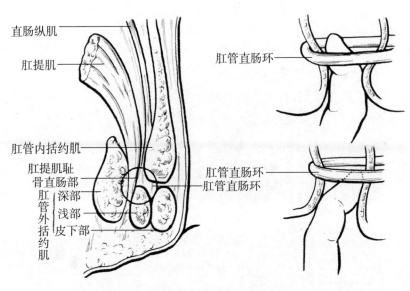

图 2-8　肛管直肠环

四、肛管直肠周围间隙

肛管直肠周围有许多潜在性间隙，是感染的常见部位。间隙内充满脂肪结缔组织，神经分布很少，容易感染发生脓肿。在肛提肌上方的间隙（高位）有骨盆直肠间隙、直肠后间隙、黏膜下间隙等，形成的脓肿称为高位脓肿。在肛提肌下方的间隙（低位）有坐骨直肠间隙和肛管后间隙、皮下间隙等，形成的脓肿称为低位脓肿（如图 2-9、图 2-10 所示）。

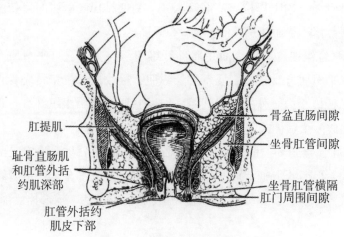

肛提肌
耻骨直肠肌和肛管外括约肌深部
肛管外括约肌皮下部

骨盆直肠间隙
坐骨肛管间隙
坐骨肛管横隔
肛门周围间隙

图 2-9　肛管直肠周围间隙

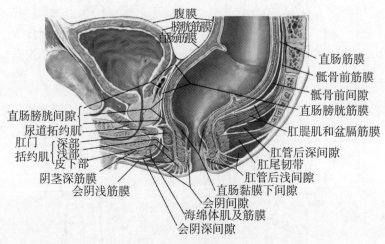

腹膜
膀胱筋膜
直肠前膜

直肠膀胱间隙
尿道括约肌
肛门{深部
括约肌{浅部
　　　{皮下部
阴茎深筋膜
会阴浅筋膜

直肠筋膜
骶骨前筋膜
骶骨前间隙
直肠膀胱筋膜
肛腿肌和盆膈筋膜
肛管后深间隙
肛尾韧带
肛管后浅间隙
直肠黏膜下间隙
会阴间隙
海绵体肌及筋膜
会阴深间隙

图 2-10　肛管直肠前后间隙

五、肛管直肠周围血管

（1）动脉　肛管直肠血管主要来自直肠上动脉、直肠下动脉、骶中动脉和肛门动脉。其动脉之间有丰富的吻合支。直肠上动脉和骶中动脉是单支，直肠下动脉和肛门动脉左右成对。

（2）**静脉** 肛管直肠静脉与动脉并行，以齿状线为界分为两个静脉丛：痔内静脉丛和痔外静脉丛，分别汇入门静脉和下腔静脉。痔内、外静脉丛在肛门白线附近有许多吻合支，使门静脉与体静脉相通。程序如下：①痔内静脉丛→直肠上静脉→肠系膜下静脉→脾静脉→门静脉；②痔外静脉丛→肛门静脉→阴部内静脉→髂内静脉→下腔静脉。

六、 肛管直肠淋巴引流

肛门直肠的淋巴引流亦是以齿状线为界，分上、下两组。在齿状线上方，起于直肠和肛管上部，流入腰淋巴结，属于上组；在齿状线下方，起于肛管和肛门，流入腹股沟淋巴结，属于下组。

七、 肛管直肠神经

（1）**直肠神经** 直肠神经为自主神经。以齿状线为界，齿状线以上由交感神经与副交感神经双重支配，称无痛区。

交感神经：主要来自骶前神经丛。该丛位于骶前，腹主动脉分叉下方。在直肠固有筋膜外形成左右两支，向下走行到直肠侧韧带两旁，与来自骶交感干的节后纤维和第3~4骶神经的副交感神经形成盆神经丛。

副交感神经：对直肠功能的调节起主要作用，来自盆神经，含有连接直肠壁便意感受器的副交感神经。直肠壁内的感受器在直肠上部较少，越往下部越多。第2~4骶神经的副交感神经形成盆神经丛后分布于直肠、膀胱和海绵体，是支配排尿和阴茎勃起的主要神经，所以亦称勃起神经。

（2）**肛管神经** 齿状线以下的肛管及其周围结构主要由阴部内神经的分支支配。齿状线以下感觉纤维异常敏锐，称有痛区。主要分支有肛门神经、前括约肌神经、会阴神经和肛尾神经。在这些神经中，对肛门功能起主要作用的是肛门神经。肛门神经起自阴部神经，与肛门动脉伴行，通过坐骨直肠窝，分布于肛提肌、外括约肌以及肛管皮肤和肛周皮肤。

第二节　肛门直肠生理

一、西医在肛门直肠生理方面的认识

直肠有吸收、分泌、排泄和免疫功能，但无消化功能。肛管主要功能是排泄粪便。

1. 吸收功能

直肠能吸收水、少量葡萄糖、氨基酸和一些药物，这是临床上从直肠给药的依据。肠功能障碍、肠炎或其他感染会影响吸收，导致腹泻、便秘和腹胀等。若吸收过量，又可导致水中毒、血氯过高和酸中毒等。正常情况，这些物质会在乙状结肠内形成粪便，等待排出。若不及时排出，粪便在结肠内停留时间过久，粪便中的水分会被吸收，使其变干变硬，引起排便困难。

2. 分泌和排泄功能

直肠黏膜内有杯状细胞，具有分泌功能。其分泌碱性液体，保护直肠黏膜，润滑粪便，以助排便。炎症、化学刺激或物理刺激，都可以导致黏液分泌增加。如直肠绒毛乳头状瘤、多发性息肉，常导致排出大量黏液。肛腺也分泌腺液潴留在肛窦内，当排便时被挤出以润滑粪便、利其排出，也有保护肛管的作用。有的细胞分泌激素如血管活性激肽，能刺激肠液分泌、松弛肠肌。

3. 免疫功能

肠黏膜表面广泛地被覆着免疫球蛋白，直肠黏膜内有免疫活性细胞，二者组成了体液免疫和细胞免疫体系。肠道分泌液中的免疫球蛋白主要是分泌型IgA，这是黏膜局部抗感染免疫的重要因素，IgG对肠道免疫起辅助作用。肠黏膜内的免疫活性细胞包括免疫球蛋白的浆细胞和T淋巴细胞，其特点是当一处抗原刺激后形成的免疫活性细胞不仅分布于局部黏膜，还可分布于其他黏膜，互相沟通免疫信息，形成特殊的黏膜免疫系统。

肛管周围组织具有对抗肠内细菌的特殊免疫机构，即肛管自移行上皮至复层扁平上皮内有散在的梭形细胞，肛管区如发生炎症，则移行上皮和扁平上皮内 IgA 分泌亢进，可抗感染，这一点经内痔切除标本 IgA 组织染色可证实。故肛门疾病手术后创口很少发生严重感染。

4. 排便功能

排便反射是一个复杂的综合动作，它包括不随意的低级反射和随意的高级反射活动。通常粪便储存于乙状结肠内，直肠是空的。当粪便充满直肠刺激肠壁感受器，会发出冲动传入腰骶部脊髓内的低级排便中枢，同时上传至大脑皮质而产生便意。如环境许可，大脑皮质即发出冲动使排便中枢兴奋增强，产生排便反射，使乙状结肠和直肠收缩、肛门括约肌舒张。同时，还需有意识地先行深呼吸，然后紧闭声门，增加胸腔内压力，膈肌收缩下降，腹部肌肉收缩，常弯曲两臂，紧压腹壁，增加腹内压力，使粪便继续进入直肠，促进粪便排出体外。如环境不允许，大脑皮质即抑制排便反射，使肛门括约肌收缩、乙状结肠扩张，制止排便，直肠内粪便又逐渐返回乙状结肠，便意暂时消失，这种结肠蠕动是一种保护性抑制。待结肠再出现总蠕动时，又产生便意。但若经常抑制便意，则可使直肠对粪便的压力刺激逐渐失去敏感性，对排便感失灵，而使粪便在大肠内停留过久，水分被过多地吸收而变干硬，导致排便困难，这是引起便秘的原因之一。

排便是可以随意志而延滞的，所以我们应养成定时排便的习惯，应该形成起床后或饭后排便的正常反射。除非环境不允许，否则我们不应有意识地抑制排便。当排便某个环节被破坏，如切除齿状线 4~5cm 肠段、腰骶段脊髓或阴部神经受损伤、肛管直肠环断裂等，就会导致排便反射障碍，产生大便失禁。

二、中医在肛门直肠生理方面的认识

肛门，又称"魄门"，最早出自《黄帝内经·素问·五脏别论》中的"魄门亦为五脏使，水谷不得久藏"。通假字"魄"与"粕"相通，肛门为糟粕下泻之门，故名之魄门。《难经正义》中叶霖注释："下极为魄门者，魄门即肛门也。魄古与粕通，言食饮至此，精华已去，止存形质糟粕，故曰魄门也。"日本医学家丹波元简也在《素问识》中说明："魄粕通……盖肛门传送糟粕，故名粕门。"此其一也。其二是因为肛门上通于大肠，肺与大肠相表里，肺在志为魄，故称魄门。这种说法也得到后世医家的认可，如王冰注文"魄门，即肛门也。内通于肺，故曰魄门"。马莳在《黄帝内经·素问·注证发微》中指出："肺藏魄，肛门上通于大肠，大肠与肺为表里，故亦可称之为魄门。"张景岳《类经》亦曰："大肠与肺为表里，肺藏魄而主气，肛门失守则气陷而神去，故曰魄门。"魄门具有定时开启、排出糟粕的功能。而《黄帝内经》中提到"魄门亦为五脏使"，"使"即"役使、主使"之意，可见五脏之于肛门的关系十分密切。

（1）肝之于肛门　肝藏血，五行中属风木之脏，体阴而用阳，性喜调达恶抑郁，肝主疏泄，具有舒畅、调达、宣散、流通的特性，调畅气机，对全身各脏腑组织的气机升降起着平衡协调的作用。肝的疏泄功能正常，脾胃气机升降有序，清阳之气升发以助脾的运化，浊阴之气下降以助胃的受纳腐熟以及大肠的传导排泄，一升一降，魄门启闭有常。《血证论》云："木之性主于疏泄，食气入胃，全赖肝木之气以疏泄之，而水谷乃化。设肝不能疏泄水谷，难免有渗泄中满之证。"若肝失疏泄，木乘土，气机升降失常郁滞中焦，脾胃运化失司则魄门开合失度。肝气不和，气机壅滞，魄门启闭不利，则腹胀满闷，大便涩滞难下；肝气郁结，疏泄失常，肝脾不调，影响魄门的启闭，则出现腹痛腹胀、肠鸣泄泻、矢气，多称气泻。同样，如果便秘日久，也会影响肝的疏泄，可导致胸腹胀闷、头晕胀痛、烦躁易怒；暴泻无度，肝肾阴伤，筋脉失养，可导致痉挛抽搐。肝之疏泄条达与否，影响着肛门的启闭。

（2）心之于肛门　《黄帝内经·灵枢·五癃津液别》曰："五脏六腑，心为之主。"心藏神，为五脏六腑之大主，具有调控脏腑生理功能的作用，是人体各项精神思维活动的主宰。因此，魄门的启闭亦依赖于心神的主宰，《黄帝内经·素问·灵兰秘典论》曰："心者君主之官，神明出焉……主明则下安，主不明则十二官危。"心有所主，则魄门启闭正常，大便时时有节。心神不明，则魄门启闭失常，大便失禁，无时无节。同样的，肛门功能异常又能反作用于心，如久泻不止，便易耗伤心气，神疲心悸，面色无华，暴泻则气泻神去；若便秘日久，清阳不升，浊阴不降，上扰心神，则心神不安，烦躁失眠。心血不足亦不利于肛门的正常运作，血虚津液少，肠道失去濡润，则大便干结如栗，不能正常排出体外而成便秘。心神主宰与否，调控着肛门的运作。

（3）脾之于肛门　脾为后天之本、气血生化之源。脾胃同居中焦，互为表里，胃主受纳腐熟，脾主运化。脾升则健，胃降则顺，一升一降，维持着中焦气机平衡。脾气健运，脾能升清，则水谷精微等营养物质能够正常吸收与输布，内脏才能恒定固托不致下垂。胃与大肠同属阳明，经脉相互联络，魄门上连于大肠。胃之和降功能正常，大肠传导功能才能正常，魄门的启闭功能才能正常并实现"清阳出上窍，浊阴出下窍"的生理功能。一旦脾功能异常，肛门就会受到相应的影响。《黄帝内经·灵枢·口问》曰："中气不足，溲便为之变。"脾气虚则便溏，中气下陷则脱肛或久泻不止；脾虚运化无权，消化、吸收、排泄功能因之而失常，大肠传导无力，魄门开启迟缓，则大便形细、质软、虽努挣亦不能下；脾脏喜燥，胃喜润。脾易生湿，得胃阳以制之使脾不至于湿；胃易生燥，得脾阴以制之，使胃不至于燥，若因燥热之邪损伤脾胃，导致胃燥阴伤，脾受约束，不能为胃行其津液于周身，肠失去濡润，导致魄门糟粕不行而出现大便秘结；如果形寒食冷，邪伤太阴，脾阳不足，寒积而止，也可导致腹泻或便秘。同样，如果久泻，又可损伤脾气，导致神疲肢倦，形体消瘦，纳食呆滞；便秘不解，浊气不降，影响脾胃转枢气机的功能，则导致腹胀腹痛，脘闷暖气，食欲减退，甚则呕吐。脾胃的升降运化，对肛门的功能影响重大。

（4）**肺之于肛门** 魄门为大肠之外候，肺与大肠相表里，肺在志为魄。肺主一身之气，主宣发肃降，主治节，通调水道。肺气充足，宣降协调，津液得布，则大肠气化有力，肠道濡润，魄门启闭正常。若肺气不降，则腑气不易下行，大肠气机郁滞，通降失常，传导失司，魄门开关不利，大便涩滞不畅，引发气秘；肺气虚则推动无力，魄门开启无力，大便努挣不下，引发气虚秘；肺气虚不能固摄魄门，也可使清浊混杂而下。同样，若肠燥便秘，魄门不能输泻浊气，则影响肺的肃降，发生咳喘胸满；久泻耗气亦可出现气短乏力，语声低微。肺脏之肃降以及气机之调畅，影响着肛门的启闭。

（5）**肾之于肛门** 肾主水、藏精，肾主封藏。《景岳全书·泄泻》曰："盖肾为胃关，开窍于二阴，所以二便之开闭，皆肾脏之所主。"肾寄真阴真阳，为"先天之本"，是人体生命活动的源泉，肾中元阳对机体各脏腑组织起着推动温煦作用，大肠的传导功能依赖于肾阳的温煦、气化及肾阴的滋润濡养，魄门的正常启闭亦有赖于肾气固摄及气化作用。若肾阳不足，命门火衰，温煦无权，肛门开门不利，可引起泄泻；若肾阳虚，寒湿内生，浊阴凝结，温煦无权，则大肠传导失司，魄门固闭不开，出现寒结便秘；若肾阴虚可致肠液枯涸，魄门不利，亦可出现便秘。同样，若久秘不解可影响及肾，出现腰痛、动作不便，失去伎巧；久泻亦必伤肾，既可伤肾阴，又可伤肾阳。肾脏之固摄气化，有利于肛门的正常运作。

总而言之，肛门的启闭功能有赖于心神的主宰、肝气的条达、脾气的升提运化、肺气的宣降、肾气的固摄气化的调节，而五脏之间又是相互联系、相互影响的，同时肛门启闭正常与否又影响着脏腑气机的升降藏泻功能。

第三节　肛肠疾病的检查

一、全身检查

1. 望诊

神疲无力、表情痛苦、坐立不安、坐位不正，多为肛周脓肿、血栓外痔、肛裂等疾病。面色萎黄、失荣无华、唇淡、结膜苍白，多为内痔便血时间较长造成慢性失血性贫血或直肠癌晚期、结肠炎久便脓血者。步态艰难，多为内痔嵌顿、脱肛尚未复位等。形态消瘦、恶病质，多为癌症晚期。口唇和手足有黑斑，多为息肉病。

（1）**望眼诊痔**　将中医目连脏腑和"有诸内，必形诸外"的理论作为痔病的诊断依据。按照"五轮八廓"的学说，气轮在白睛（球结膜、巩膜），乾廓在两眼外下方都属肺经，肺与大肠相表里，大肠末端生痔，可在气轮乾位上出现增粗、迂曲、颜色紫暗的血管。如右乾位上有一支，左乾位有两支异常血管可判定右位有 1 个内痔，左位有 2 个内痔，共 3 个内痔。再做肛镜检查对照，其符合率可达 60% 以上。

（2）**望唇诊痔**　将"经络"学说作为痔病的诊断依据。经络内达脏腑，外通筋骨、肌表，是气、血、精、液运行的通道。唇系带是督、任二脉相会之处，会阴又是督、任二脉相交之地，故会阴部有病，就会通过"经络"反映到唇系带上。凡在唇系带上有点状结节者，表示有痔。点状结节在唇系带正中线上，多为外痔；点状结节在正中旁，多为内痔。点状结节在左则痔在左，点状结节在右则痔在右；点状结节在上则痔在前，点状结节在下则痔在后。点状结节色白而硬则痔病久；色红而软则痔病短；红多白少为肛门松弛或痔脱出、脱肛。

2. 闻诊

肛周感染多为大肠杆菌，脓汁多有奇臭味。恶臭脓汁，多为癌瘤破溃；腐败枯草味，脓多为铜绿假单胞菌（绿脓杆菌）感染；分泌物有腥臭，多为急性炎症；少而无味，多为慢性炎症。

3. 问诊

（1）**既往史** 有无活动性肺结核、出血性素质、过敏史、高血压、糖尿病、心血管疾病、肝硬化等，对确定能否手术、防止术后出血、选择麻醉有所帮助。确定有无慢性前列腺炎、前列腺肥大、泌尿系统疾病，以便防止术后合并尿潴留。询问以前的治疗经过、手术方法和治疗效果，并分析复发因素，对制订治疗方案有用。

（2）**生活史** 嗜酒、素食辛辣、便秘、腹泻、月经不调、妊娠、分娩等多为内痔、肛裂等致病因素。

（3）**现病史** 了解有无便血、瘙痒、疼痛、脱出、发热、黏液血便、肛门坠胀、便次多少等情况，对明确诊断有所帮助。

4. 切诊

脉象沉细无力多为虚证，弦而有力多为实证，数脉多为热证和血虚，紧脉多为寒症和痛证。

5. 物理检查

注意血压、脉搏。通过望、扪、叩、听，了解心、肺、肝、脾有无病变，尤其注意有无腹部包块及压痛、索条，有无骨瘤和软组织肿瘤。

二、局部检查

1. 肛门视诊

嘱患者取膝胸位或左侧卧位，充分暴露肛管进行观察。对内痔、直肠息肉和直肠脱垂患者还嘱其应采取蹲位排便法进行观察。应仔细查看肛门外形是否完整，肛门周围皮肤是否改变，肛周有无瘘管外口、外痔、湿疹、肿块、脓血和黏液，肛门有无裂口、溃疡、脱出物和脓血。对蹲位脱出的内痔、息肉、乳头瘤，要观察清楚位置、色泽、大小和有无出血等。观察结果要及时进行记录并绘出形态图，作为治疗的参考。

2. 直肠指诊

术者戴好手套，外涂凡士林油，指腹紧贴肛口轻轻按摩后，食指向后滑入肛内（如图 2-11 所示），切不可突然将食指直插入内，使括约肌受到刺激而产生痉挛疼痛。对男性指诊时可扪及前列腺及膀胱，对女性指诊时可扪及子宫颈。也可用双合诊法，即一指在直肠内，一指在肛门周围或阴道内，检查有无肿块、异物、阴道直肠瘘。先做指诊便于后续肛镜插入，是镜检前的必要步骤。据统计 80% 的直肠癌通过肛门指检可以发现。

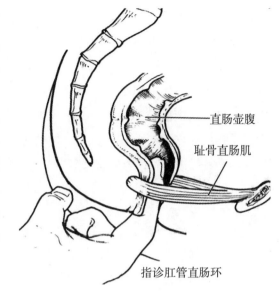

直肠壶腹

耻骨直肠肌

指诊肛管直肠环

图 2-11　直肠指诊

指诊具体注意事项如下。

1）注意了解肛管收缩力强弱、有无狭窄，肛括约肌是否紧张，作为是否松解括约肌的依据。

2）如有肿块，应区别肿块性质、大小，如肿物较小，活动范围大，多为直肠息肉，可一并结扎。如肿块较硬，呈菜花样，基底固定，手套带血及黏液，多为直肠癌。

3）了解直肠前壁有无向前突出，如为直肠前突可在阴道内见到手指活动，一并手术治疗。检查前列腺是否肥大，以便调整术后排尿。

4）如有肛裂和直肠高位脓肿、肛门紧缩，插入时剧痛，则应停止指诊，麻醉后再检查。

5）指套退出时，需观察指套上是否染有血迹或黏液等。

三、肛门镜检查

肛门镜是检查和治疗肛门直肠病的重要工具。肛门镜种类颇多，临床上常用的肛门镜有喇叭式、筒式、斜面、两叶式、三叶式等数种，由金属、塑料等不同材料制成。医生根据检查和手术的要求不同，选用各式肛门镜。

操作方法：检查前应先行直肠指诊，然后右手持肛门镜并用拇指顶住肛门镜芯，肛门镜尖端涂上润滑剂，用左手拇指、食指将两臀分开，显露肛门口，用肛门镜头部按摩肛缘，使括约肌放松。再将肛门镜朝脐部方向缓慢插入，通过肛管后改向骶凹进入直肠壶腹部。将芯子取出，注意芯子上有无血及液体，灯光对准直肠腔，若直肠内有分泌物，可用镊子夹上棉花球擦净，然后再详细检查；查看黏膜颜色，注意有无下垂、水肿、肥厚、糜烂和溃疡出血，有无肿瘤和息肉等。缓慢退镜到齿状线，检查有无内痔、肛窦炎、肛乳头肥大及肛瘘内口，确定病变部位、性状、大小、数目和颜色，作为手术的根据。这是因为麻醉后括约肌松弛、下移，病变组织也随之变形和移位而不准确。所有肛门镜长度都不超过 10m，插入时都在腹膜反折部以下，不会引起肠穿孔。

四、实验室检查

行血、尿、粪常规、进行凝血时间测定，可判定术中止血功能、出血多少。检查血红蛋白确定有无贫血，粪便隐血试验可了解肠道有无溃疡和出血。如为黏液脓血便，可查阿米巴原虫、虫卵、癌细胞，行细菌培养及药物敏感试验，排除肠道传染病寄生虫及肿瘤，以防交叉感染。尿糖阳性时，应再测定血糖多少，判定有无糖尿病。根据特殊需要，可有针对性地测定肝肾功能、血清酶及无机离子等。如有必要也可行肿瘤免疫学检查，梅毒、艾滋病病毒检查等。

五、病理检查

病理检查即活体组织检查，是经手术方法从患者身体病变部位采取病变组织，利用光学或电子显微镜进行形态学检查，做出病理诊断。这项诊断技术准确可靠，是肛肠科常用的诊断方法，常用于判定息肉肿瘤的良性或恶性，以及类型等。

六、影像检查

不作为术前常规检查，应根据病情需要，选择相关的 X 线检查。为鉴别顽固性便秘的性质，可行结肠传输功能检查和排粪造影。对高位复杂性肛瘘可在无菌操作下进行瘘管、窦道 CT 造影检查，造影剂可选用泛影葡胺。

七、肛肠动力学检查

（一）肛门直肠压力测定

1. 检查前准备

排净大小便，以免肠中有粪便从而影响检查。不要进行指诊、镜检及灌肠，以免干扰括约肌功能及直肠黏膜，影响检查结果。事先调试好仪器，准备消毒手套、注射器、石蜡油、卫生纸等。

2. 操作方法

（1）肛管静息压、肛管收缩压及肛管高压区长度测定　患者采用左侧卧位，医生将测压导管用石蜡油滑润后，从肛管测压孔进入达 6cm，采用控制法测定，每隔 1cm 分别测定距肛缘 1~6cm 各点压力。肛管静息压为受检者在安静状态下测得的肛管内各点压力的最大值。肛管收缩压为尽力收缩肛门时所测得的肛管内各点压力。静息下的各点压力中，与邻近数值相比，压力增加达 50% 以上的区域为肛管高压区，其长度即为肛管高压区长度。

（2）直肠肛管抑制反射　指扩张直肠时，内括约肌反射性松弛，导致内压力迅速下降。正常情况下，向连气体的导管快速注入空气 50~60ml，出现短暂的压力升高后，肛管压力明显下降，呈陡峭状，然后缓慢回升至原水平。出现上述变化称为直肠肛管抑制反射存在。

（3）直肠感觉容量、最大容量及顺应性测定　向气体内缓慢注入生理盐水，当患者直肠内有异样感觉时，注入液体量即为直肠感觉容量（Vs），同时记录下此时的直肠内压（P_1）。继续向气体内缓慢注入液体，当患者出现便意急迫不能耐受时，注入液体量即为直肠最大容量（Vmax），同样记录下此时的直肠内压（P_2）。直肠顺应性是指在单位压力作用下直肠顺应扩张的能力。

3. 肛管直肠测压的临床意义

（1）肛门失禁　肛管静息压和收缩压显著下降，肛管高压区长度变短或消失。直肠肛管抑制反射消失者，可致大便失禁。若仍有直肠肛管抑制反射者，不会引起失禁。对肛门失禁者行括约肌修补术或成形术者，手术前后需行肛管测压，可观察术后肛管压力回升及高压区恢复情况，为判定疗效提供客观依据。

（2）**习惯性便秘** 可见直肠肛管抑制反射的阈值增大，敏感性降低。引起肛管及直肠静息压增高，肛管变长，耻骨直肠肌紧张。

（3）**痔** 研究发现一期、二期内痔肛管静息压与正常人无明显差异；三期内痔肛管静息压明显下降，可平均下降 22.4cmH_2O，手术后可基本恢复正常。

（4）**肛瘘** 肛瘘术前压力与正常人无明显差异，手术切断内、外括约肌及耻骨直肠肌后，可见肛管收缩压降低，直肠肛管抑制反射减弱，甚或肛门失禁。

（二）肛管腔内超声检查

1. 操作方法

嘱患者排空粪便，调试好仪器后，取左侧卧位。先做指诊了解括约肌张力及滑润肛管，将已润滑带水体的探头轻柔地伸入肛内，同时打开显示仪。肛管的上、中、下 3 部分在彩超下显示不同的组织结构特点。肛管上部可显示耻骨直肠肌内括约肌和外括约肌深部，同时检测在静息、提肛和瓦式状态下的肛直角角度；肛管中部主要显示内括约肌及外括约肌浅部；肛管下部主要显示外括约肌及肛尾韧带。检查时一般按上、中、下 3 个平面的顺序进行。

2. 临床意义

各种原因造成括约肌损伤致肛门失禁者，在肛管的中、下平面彩超图像中，可表现为回声不一的缺损区。括约肌间小脓肿、瘘管亦可在彩超下得到显示。检测内括约肌、耻骨直肠肌以及肛直角的角度，在便秘的分型诊断中具有重要的作用，可协助排便障碍型便秘的诊断（如图 2-12、图 2-13、图 2-14 所示）。

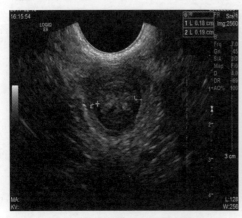 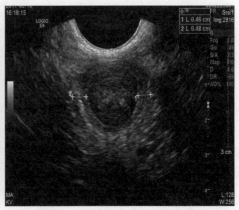

图 2-12　检测内括约肌厚度　　　　图 2-13　检测外括约肌厚度

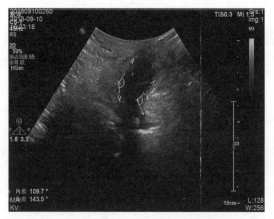

图 2-14　检测肛直角

（三）结肠传输试验

结肠传输试验是目前诊断结肠慢传输型便秘的重要方法，测定方法为不透光标志物追踪法。其具备简单易行、廉价、无创性、安全、可靠、无须特殊设备等优点，因此得到广泛的应用。

（四）排粪造影

排粪造影是通过向患者直肠内注入造影剂，对患者"排便"时的肛管直肠进行动、静态结合观察的检查方法。此法能显示肛管直肠的功能性和器质性病变，为便秘的诊断、治疗提供依据。

（五）其他检查

1. 球囊逼出试验

将球囊置于受检者的直肠壶腹部，注入 37℃温水 50ml，嘱受检者取习惯排便姿势尽快将球囊排出，正常在 5 分钟内排出。该检查有助于判断直肠及盆底肌的功能有无异常。

2. 盆底肌电图

受检者取左侧卧位，可用针电极、柱状膜电极或丝状电极分别描记耻骨直肠肌外括约肌的肌电活动，可判断有无肌源性和神经源性变化。此仪器价格昂贵，仅个别大医院有，除特殊需要外一般不做此项检查。

第三章　肛肠疾病治疗经验

第一节　痔病

一、痔的概念

痔是最常见的肛门良性疾病。痔是直肠末端黏膜下和肛管皮肤下的静脉丛发生扩大、曲张所形成的柔软静脉团，按发病部位可分为内痔、外痔、混合痔。

二、痔的病因病机

综合历代医家对于痔的论述，痔的病因病机主要有以下 7 点。

1）饮食不节，过食辛辣，酒色过度，湿热内生，下注肛门，筋脉横解，肠澼为痔，如《疮疡经验全书》指出："饮食不节，醉饱无时，恣食肥腻，胡椒辛辣，炙煿醇酒，禽兽异物，任情醉饱……乃生五痔。"

2）长期便秘，如窦汉卿言："恣意耽看，久忍大便,遂致阴阳不和,关格壅塞,风热下冲,乃生五痔。"

3）久泻久痢,耗伤脾气,气机失常,气血流注,湿浊聚于肛门,如《医宗金鉴》云："由久泻久痢而生痔者。"

4）久坐久立，负重远行，如《外科正宗》言："夫痔者……或因久坐而血脉不行……以及担轻负重，竭力远行，气血纵横，经络交错……以致浊气瘀血流注肛门，具能发痔。"

5）女性妊娠及月经失调，如《薛氏医案》载："妇人因经后伤冷，月事伤风，余血在心经，血流于大肠，则生痔"，又如《医宗金鉴》云："又有产后用力太过而生痔者。"

6）房事过度，如《诸病源候论》言："诸痔皆有伤风，房室不慎，醉饱合阴阳，致劳扰血气，而经脉流溢，渗漏肠间，冲发下部。"

7）脏腑本虚，如《丹溪心法》指出："痔者皆由脏腑本虚，外伤风湿，内蕴热毒……以致气血下坠，结聚肛门，宿滞不散，而冲突为痔者。"

综上所述，痔的发病机理可以概括为各种致病因素的作用，致使气血凝滞，经络阻塞，营气不从，脏腑失和而生痔。

三、痔的临床表现及特征

（1）内痔　内痔以无痛性便血为主要症状，患者多会在排便时滴血或喷射状出血，出血多呈间歇性。

根据病情轻重程度不同，内痔一般分为4期。

一期：痔核较小，如黄豆或蚕豆大，色鲜红，质柔软，不脱出肛外，以便血为主。肛门镜检查，在齿线上可见黏膜呈结节状突起。

二期：痔核较大，其色鲜红或青紫，大便时脱出肛外，便后能自行还纳，便血或多或少。

三期：痔核更大，表面微带灰白色，排便或行走、咳嗽、站立时脱出肛外，脱出后不能自行还纳，须用手推回，或平卧、热敷后方可回纳。一般不出血，一旦出血则呈喷射状，脱出后还纳不及时，易嵌顿肿胀、糜烂坏死。

四期：易复性脱出或脱出后因炎症、水肿不能回纳，嵌顿肿胀、糜烂坏死。

（2）外痔　患处突发疼痛、圆形包块多是血栓性外痔，红肿热痛是炎性外痔，不热不痛是结缔组织性外痔，曲张肿胀呈蚯蚓状是静脉曲张性外痔。

（3）混合痔　混合痔位于齿状线的内外，兼具内外痔的症状，痔常突出肛外、有时会刺激黏膜，使黏膜的分泌物大量增加，造成肛门的周围不洁净，常引起瘙痒，也易引起炎症、水肿和疼痛。

四、邓正明主任对痔病的特色治疗

（一）枯痔钉疗法

1. 枯痔钉疗法发展简史

·历代医家的认识

枯痔钉疗法最早记录于唐代王焘所著的《外台秘要》。其中提到了"蘩缕（草药名，指鹅儿肠菜）烧灰、矾石搏为粉，粉之""以肥大枣一颗，去赤皮，取水银置掌上以唾研令发热，涂枣瓢上，纳下部中瘗"。这是最早应用"粉"和

"栓"治疗内痔的记录。宋代《太平圣惠方》中有"用砒霜、黄蜡……搅和令匀，捻为条子"以治痔瘘的记载。这是最早记载应用砒剂作为枯痔栓剂的文献。宋代魏岘的《魏氏家藏方》与元代齐德的《外科精义》外科专著，均有"寸金锭子"记载。明代薛己及其父薛铠所著《薛氏医案》中的"如神千金方"开始用砒及矾制成枯痔散。明代陈实功《外科正宗》所载的"三品一条枪"（砒霜、雄黄、明矾、乳香）是真正的钉状枯痔制剂。19世纪30年代，福州出现用"枯痔药线"治疗痔瘘的痔科医生，因此法安全可靠，在民间享有盛誉，在浙江、福建及台湾等地广为流传。

·邓氏痔科对其的传承

因古方"三品一条枪"含有三氧化二砷，四药合用峻猛有余而清热解毒不足，副作用大。后人参照邓氏祖传"三黄散"以清热解毒治疗喉科疾患的经验，改进"药线"的方剂，保留砒、矾两味主药，以"三黄散"取代雄黄和乳香，制成"砒矾三黄枯痔药条"。1962年，邓正明主任的父亲邓少杰改进配方制成"无砒三黄枯痔钉"，临床应用1321例，统计疗效与有砒的"枯痔钉"相同。

·枯痔钉的命名

"枯痔钉"之名是由福州市第一医院前院长钱本忠教授最早提出的。钱本忠认为"药线""药条"等名称难以确切地表达出现代的钉状外形及硬度，而且"药线"在中医临床上还用于结扎和纡入疮孔。为便于区别其专用于痔，遂改称"枯痔钉"（如图3-1所示）。

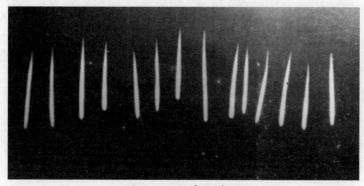

图3-1　枯痔钉外观

2. 临床应用

· 枯痔钉的制作

由黄柏、大黄各 30g，白及 9g，加适量蒸馏水调匀，搓成长 3~4cm，直径 1~2mm 的钉状，阴干后装瓶密封，高压消毒备用。

· 手术操作

1）术前嘱患者排空大便或灌肠 1 次，取侧卧位或截石位，充分暴露肛门。

2）术者左手中指、食指在患者肛缘处按压向外牵拉，使内痔暴露固定于肛外，进行痔的表面消毒。右手拇指、食指捏住枯痔钉的尾段，在距齿线上 0.3~0.5cm 处，沿肠壁纵轴成 25°~35° 方向旋转插入痔核中心，深约 1cm，以不插入肌层为度。

3）插钉数量应视痔核大小而定，一般每痔 1 次插 4~6 根，间距 0.3~0.5cm。剪去多余的药钉，但应使钉头外露 1mm，才能保持固定和防止插口出血。

4）药钉插毕后，即刻将痔核推回肛门内。同时注入紫草黄连膏 5ml，约 7 日左右痔核萎缩脱落或消失。

· 操作注意事项

1）插钉不要重叠，深浅要适当，过深可引起括约肌坏死、感染、疼痛。太浅则药钉易脱落引起插口出血。

2）先插小的痔核，后插大的痔核。若有出血者，可先在出血点插钉 1 根即可止血。

3）一次插钉数量不超过 20 根。

· 术后反应与并发症及其处理

1）肛门坠胀及疼痛。插钉后患者可有坠胀感、灼烧感等不适，一般不需特殊处理，约有 2% 的患者在插钉后有轻度肛门疼痛，可内服秦艽丸或止痛如神汤。

2）发热。插钉后低热多系药钉刺激所致，一般不予处理。如插钉后感染高热时，可用抗生素或清热解毒利湿之剂及时治疗。

3）出血。插钉后，患者大便时可有少许带血、滴血，一般不需特殊处理。

如插钉不当，继发感染、损伤肛门血管，或因排便努责、剧烈活动引起出血较多，或痔核枯脱继发出血，除予抗感染和止血药物治疗外，应予以缝扎止血。

4）排尿困难。插钉后时有发现排尿困难，一般是由插钉过多、过低引起膀胱三角肌反射性痉挛所致。可用针灸关元、中极、三阴交及阳陵泉诸穴治疗，或内服盐酸坦索罗辛缓释胶囊或三金片缓解。必要时应予导尿。

·疗效及优缺点

枯痔钉疗法的优点是近期疗效较好、简便易行、术后无肛门狭窄等后遗症，但其远期疗效欠理想。

1）1980 年福建省人民医院报道：用含砒枯痔钉治疗内痔 3556 例的临床疗效观察，近期疗效可达 94%；随访 5~13 年，随访到的 212 例患者中，其中痊愈者 148 例，占 69.8%；部分复发即复发痔核较小者 46 例，占 21.7%，全部复发者 18 例，占 8.5%。

2）福州市第一医院邓正明主任报道：用异物枯痔钉治疗内痔 725 例，插钉 1 周内治愈者 92 例，占 12.2%，2 周内治愈者 593 例，占 76.3%，平均治疗天数 13.8 天。

3）1980 年福州市人民医院报道：用二黄枯痔钉治疗 205 例内痔及混合痔，有效率为 85.85%，术后半年的复发率为 20.5%；认为这可能与当时治疗内痔不彻底有关。

3. 邓正明主任对枯痔钉疗法机制的研究

20 世纪中期，钱本忠、李笑风（系福建省人民医院肛肠科名中医）经观察认为枯痔钉插入痔核后引起"无菌性液化坏死""角化作用"，从而使纤维组织增生，达到治疗作用。1964 年陈永健、邓少杰等经过临床及实验研究，认为枯痔钉插入痔核后引起"异物炎症反应"和"创道引流"是枯痔钉治疗内痔核的主要作用机制。1984 年邓正明主任在前人研究的基础上，通过动物实验、X 线示踪、数学原理对枯痔钉疗法进行了更为深入的研究，阐明了枯痔钉疗法的合理钉距、崩解度、钉径粗细与疗效之间的关系。

·病理学研究

邓正明主任于枯痔钉治疗内痔后，在征得患者知情同意的情况下，于治疗后不同时期取部分痔组织送检做 HE 染色检查。总结不同时期显微镜下特殊征象：治疗后第 1 天镜下见枯痔钉周围有大量炎症细胞浸润、水肿、充血、纤维素渗出等炎症性改变（如图 3-2 所示）；治疗后第 2 天镜下见枯痔钉周围组织有大量炎症细胞浸润、血管扩张、充血、出血及血栓形成（如图 3-3 所示）；治疗后第 4 天镜下见枯痔钉周围新生的肉芽组织（如图 3-4 所示）；治疗后第 5 天镜下未见枯痔钉，黏膜下层见血管扩张、充血、出血及血栓形成，插入枯痔钉的血管壁及周围组织大量坏死，伴有炎细胞浸润（如图 3-5 所示）；治疗后第 6 天镜下见黏膜下层血管扩张、血栓形成，未见明显的炎细胞浸润，周围出现纤维细胞（如图 3-6 所示）；治疗后第 12 天镜下见枯痔钉周围组织更多的纤维肉芽组织和再生的横纹肌细胞（如图 3-7 所示）。

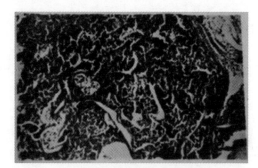

图 3-2　枯痔钉治疗后第 1 天

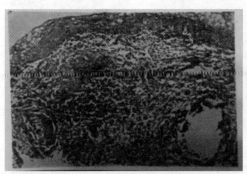

图 3-3　枯痔钉治疗后第 2 天

图 3-4　枯痔钉治疗后第 4 天

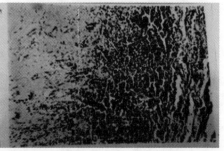

图 3-5　枯痔钉治疗后第 5 天

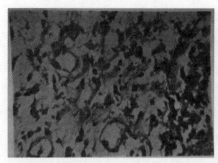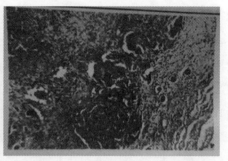

图3-6　枯痔钉治疗后第6天　　　　图3-7　枯痔钉治疗后第12天

·影像学研究

邓正明主任于枯痔钉治疗内痔后，在征得患者知情同意情况下，于治疗后不同时期给患者行骨盆X线正位摄片检查（如图3-8所示）。结果显示，枯痔钉在经插钉24小时后开始崩解（如图3-9所示），48小时后全部崩解、钉型消失（如图3-10所示），72小时后仍有少量钉剂存留（如图3-11所示），96小时后方完全消失（如图3-12所示）。

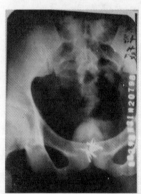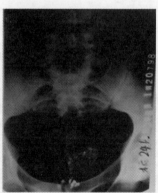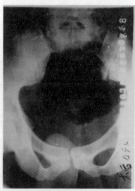

图3-8　枯痔钉治疗当天　图3-9　枯痔钉治疗后24小时　图3-10　枯痔钉治疗后
　　　　　　　　　　　　　　　　　　　　　　　　　　　　　　　48小时

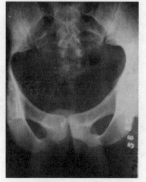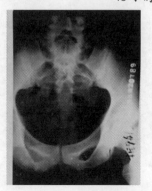

图3-11　枯痔钉治疗后72小时　　　图3-12　枯痔钉治疗后96小时

· 研究小结

枯痔钉治疗后，异物导致纤维组织增生并能达到治疗目的，而炎症反应不至于逆转的"有效钉距"，经动物实验及组织学观察，大致是枯痔钉直径的一倍。在"钉体插入"与"药物作用"两方面中，"钉体插入"所起作用是主要的。当钉体插入痔核后可引起一系列的异物炎性反应，部分痔组织发生液化，并通过钉道引流，继而血栓形成静脉闭塞，间质纤维组织收缩，从而使痔皱缩，达到治愈的目的。而制成钉的药物并无特别选择，只要起到止痛、消炎、止血、抗菌作用的药物，均可根据各家经验加入枯痔钉这载体中。

（二）运用肛垫固定暨皮瓣拉整成形术治疗重度环状混合痔

1. 传统治疗现状

重度环状混合痔指环状混合痔有三度内痔（三期内痔）或四度内痔（四期内痔）。重度环状混合痔是临床上手术治疗较为棘手的肛肠病，切除过多易导致肛管皮肤缺损、直肠黏膜外翻、肛管狭窄等后遗症，切除过少又不能完全消除痔病变，往往有赘皮残留，治疗不彻底。其治疗方法很多，传统治疗多采用外剥内扎法，但其存在诸多缺点，如治疗不彻底，创面较大，愈合时间长。容易导致肛门狭窄、肛缘水肿等并发症。术后疼痛是该术后难以解决的一个难题。外剥内扎之改良术方法多样，主要目的是减少术后并发症的发生，但在此问题上大家各有说辞。

2. 术式特点

邓正明肛垫固定暨皮瓣拉整成形术治疗重度环状混合痔的手术方法较彻底地清除了病变组织，使肛门外形规整，良好地保护了肛门的正常功能。该术式在很大程度上保留了肛管上皮和肛垫，维持肛门正常功能，符合人体的正常解剖和生理要求。不仅降低了术后肛门水肿导致的疼痛、肛管皮肤缺损、直肠黏膜外翻、肛管狭窄等后遗症的发生概率，而且不会增加患者的经济负担，防止术后复发，提高了远期疗效，解除了患者的困扰。

3. 术式具体操作

· 术前准备

按肛肠科术前常规准备，手术当日晨行清洁灌肠，备皮更衣，备 20ml 注射器 1 副及一次性心内穿刺针 1 支，患者取侧卧位，常规消毒后，肛门周围使用 1% 利多卡因浸润麻醉。

· 肛垫固定术

（1）**选用药物**　消痔灵。该药是由五倍子、明矾等的有效成分配制而成的注射剂，能使局部产生无菌性炎症，引起局部纤维化，使黏膜、黏膜下层与浅肌层粘连，肛垫固定。

（2）**操作步骤**　局麻达效后伸入斜面肛门镜，充分显露痔核，用 1∶1 消痔灵溶液 20~30ml 按 4 个象限取与肛管平行之角度，将心内穿刺针刺入痔间质，回抽无返血后，分别将适量 1∶1 消痔灵溶液注入痔间质，使痔体膨隆并可见黏膜下微细血管为度，继而边退针边注药液，待整体内痔都被 1∶1 消痔灵溶液充盈后，将术者右食指伸入肛门已注射之痔区，原位揉按，使消痔灵溶液均匀地分布在内痔间质中。

（3）**皮瓣拉整成形术**　通过肛垫悬吊恢复了其正常位置，肛垫上移使肛管皮肤亦完整上移，外痔明显缩小。视外痔分界情况，采用不同的操作步骤。该术式的要点为无张力、保留齿线。

外痔分界较清楚：在外痔部分做数个放射状切口，锐性剥离其皮下曲张痔静脉丛、增生的纤维结缔组织及血栓等。剥切中不损伤肛管皮肤、直肠黏膜、齿状线和 Treitz 肌，从而维护术后肛管功能。外痔坍塌，修剪多余皮赘，使之呈无张力状态并自然对合，再以 1 号丝线做横位切口间断全层对位缝合，松紧适度，让肛管的皮肤附着于联合纵肌上。

外痔分界不清楚，甚至呈环状：采用皮片成形术。根据外痔形状，设计好“Λ”形皮片，分离皮片下静脉丛成全层皮片后，重新将皮片尖端与肛管黏膜缝合，最后间断缝合切口。恢复肛管皮肤至光滑平整，最大限度地减少肛缘皮肤缺损，从而减轻了术后疼痛及尿潴留的发生，并加快了创面的愈合。

· 术式原理

该术式结合现代肛垫下移学说，利用中药制剂消痔灵在局部产生无菌性炎症，引起局部纤维化，局部炎症反应使黏膜、黏膜下层与浅肌层粘连，肛垫因此固定于较高位置，消除了痔的脱垂症状，使痔上黏膜皱缩，通过瘢痕收缩牵拉悬吊使肛垫复位，同时不破坏肛垫内 Treitz 肌，并使断裂松弛的肌纤维回复生理状态。消痔灵注射完成后，由于肛垫悬吊恢复了其正常位置，肛垫上移使肛管皮肤亦完整上移,外痔明显缩小,继在混合痔的外痔部分做数个放射状切口,锐性剥离其皮下曲张痔静脉丛、增生的纤维结缔组织及血栓等。剥切中不损伤肛管皮肤、直肠黏膜、齿状线和 Treitz 肌,从而维护术后肛管功能。

· 临床疗效

郑玉金等选择福州市第一医院重度环状混合痔 100 例,按随机数字表法分为 A 组和 B 组,每组各 50 例。治疗组采用邓正明肛垫固定暨皮瓣拉整成形术治疗,对照组单纯做混合痔外剥内扎术治疗。结果显示,邓正明肛垫固定暨皮瓣拉整成形术治疗重度环状混合痔在术后的疗效、术后疼痛、术后创缘水肿、术后尿潴留及痊愈时间差异等方面明显优于单纯混合痔外剥内扎术,是一种方便、经济、疗效显著的方法,值得临床推广应用。

五、邓正明治疗痔病的临床验案

1. 外痔嵌顿炎症

李某,男,62 岁。2019 年 2 月 3 日初诊。患者 1 小时前曾患伤风感冒,时有咳嗽,无畏冷发热,今因咳嗽剧烈致肛门肿物脱出,无法回纳,出现肛门疼痛,无法坐定,遂来院就诊,查苔黄腻,脉弦。肛检:于肛门 3 点、5 点、7 点、11 点见肛缘皮肤水肿明显,触痛明显,9 点处见一黏膜状肿物突出。指诊:距肛缘 5cm 的肛管范围内未触及明显异常肿物,指套未染血。

诊断 外痔嵌顿炎症。证型:肺热下迫大肠。

治法 辛凉泻肺,缓急止痛。

处方 方用麻杏石甘汤加减。蜜麻黄 6g,甜杏仁 6g,生石膏 30g,细升麻 6g,白芍 15g,柴胡 12g,生黄芪 15g,生甘草 6g。配方 3 剂,每日 1 剂,水煎服。另配一熏洗方:金钱草 30g,黄柏 10g,乳香 10g,没药 10g,牛膝 10g,赤芍 10g 及桃仁 10g。嘱患者每日便后煎汤坐浴。

二诊 3 日后复诊,肿痛全消,脱出之内痔亦完全回纳。

按 此证当属肺经之热下迫大肠,责在肺卫失调,方中麻黄清宣肺气,杏仁苦降泻气,石膏清热泻火凉血,甘草、白芍缓急止痛,升麻升提中气、清热解毒,柴胡发散风热、升举阳气,诸药合用,使经脉调和、诸症皆愈。

2. 混合痔便血

周某某，男，26 岁，2019 年 4 月 9 日初诊。患者 2 年前出现便时肛门滴血，便血色鲜红，量少，伴肛门肿物脱出，多可自行回纳，每逢劳累、便秘则加剧。3 天前症状加剧，出现便血色鲜红、量多，呈喷射状，舌质淡，苔黄腻，脉数。肛检：截石位 3 点、5 点、9 点、11 点齿线上下肛管黏膜柔软隆起，其表面光滑，弹性好。指诊：肛管内 5cm 范围未及明显异常肿物，指套染有血迹。

诊断　混合痔。证型：湿热下注，血不归经。

治法　清热利湿，益气升阳。

处方　当归 20g，玄参 15g，生地黄 12g，地榆 12g，黄芩 10g，黄芪 10g，枳壳 10g，防风 10g，槐米 30g，升麻 6g，甘草 6 克。配方 3 剂，每日 1 剂，水煎内服。外治：配合马应龙痔疮膏早晚 1 次外用。

二诊　服药 3 剂后，便血即止，疼痛减轻。效不更方，守方再进 5 剂。

按　历代医学家都有不少关于痔的论述，他们认为本病的发生，多因饮食不节，过食辛辣、酒色过度，湿热内生，下注大肠所致；或因久泻久痢、久坐久立、久忍大便、妇女妊娠而引起阴阳不和、关格壅塞，经脉流溢，渗漏肠间，以致冲发为痔；或因外感风、湿、燥热之邪下冲肛门所致；或因内伤七情、热毒蕴积、气血壅滞下坠、经络不通而瘀滞结聚于肛门，以致冲突为痔。正如《外科正宗·痔疮论》中所说："夫痔者，乃素积湿热，过食炙煿；或因久坐而血脉不行，又因七情而过伤生冷，以及扭轻负重。竭力远行。气血纵横，经络交错；又或酒色过度，肠胃受伤，以致浊气瘀血流注肛门，俱能发痔。"本例肠风便血为风、湿、热、燥四邪气相合而致。平素便秘为燥、便血色红量多为热、肛门肿痛、痔核糜烂为湿；脱肛、面黄、舌淡、脉细弱为中气不足。组方具有益气升阳、祛风胜湿、清热凉血之功。药证相符，诸症尽消。

3. 混合痔脱出

冯某，男，69 岁，2019 年 10 月 16 日初诊。患者 2 年前出现便时肛内肿物脱出，便时滴血，甚或射血，血色鲜红，每次量约 2~3ml 不等，肛门坠胀不适，近来出血加剧，量中，伴头晕、乏力、纳差，睡眠一般，大便干，2 日 1 次，小便正常，月经量减少。舌淡苔薄白脉细。肛检：3 点、5 点、7 点、11 点见肛管皮肤柔软隆起，其表面光滑。指诊：于肛门截石位 3 点、7 点、9 点、11 点齿线上下肛管黏膜柔软隆起，其表面光滑，弹性好，肛管内 5cm 范围未及明显异常肿物，指套染有少许血迹。

诊断 混合痔。证型：气虚下陷。

治法 补益气血、止血。

处方 方用补中益气汤加减。黄芪 18g，党参 15g，当归 9g，黄芪 15g，白术 15g，陈皮 9g，当归 10g，升麻 9g，柴胡 9g，炙甘草 6g，荆芥炭 10g，地榆炭 10g，侧柏叶 10g，配方 7 剂，每日 1 剂，水煎取汁 400ml，分早晚 2 次服用。外治：局麻下，行内痔消痔灵注射术，以明胶海绵压迫止血，术后每日便后换药。

二诊 7 剂后出血减少，症状明显好转，便血停止，无脱出。

按 本病为中焦气虚、气虚下陷所致，故采用补中益气汤升提固涩内服法和消痔灵注射术外治法，内外结合，标本兼治。方中黄芪补中益气、升阳固表为君；党参、白术、甘草甘温益气、补益脾胃为臣；陈皮调理气机，侧柏叶凉血止血，荆芥炭、地榆炭止血为佐；升麻、柴胡协同党参、黄芪升举清阳为使。综合全方，一则补气健脾，使后天生化有源，脾胃气虚诸证自可痊愈；一则升提中气，恢复中焦升降之功能，使下脱、下垂之证自复其位。邓正明主任强调：治病如攻城，何若水陆并进，内外兼治而祈获殊途同归之效，本案治疗上内外同治，故收效甚佳。

第二节　肛瘘

一、肛瘘的概念

肛瘘，又称肛漏，是指直肠或肛管与周围皮肤相通所形成的瘘管。其一般由原发性内口、瘘管和继发性外口这3部分组成，也有仅具内口或外口者。内口为原发性，绝大多数在肛管齿线处的肛窦内；外口是继发的，在肛门周围的皮肤上，常不止1个。肛瘘多是肛痈的后遗症，其在临床上分为化脓性或结核性2类。其特点是以局部反复流脓、疼痛、瘙痒为主要症状，并可触及或探及瘘管通到直肠。

二、肛瘘的病因病机

肛痈溃后，余毒未尽，蕴结不散，血行不畅，疮口不合，日久成瘘；亦有虚劳久嗽，肺、脾、肾亏损，邪乘于下，郁久肉腐成脓，溃后成瘘。瘘管久不收口，邪气留连，耗伤气血。

（1）外感六淫之邪所致　《河间六书》记载："盖以风、热、燥、火、湿邪所致，故令肛门肿满，结如梅核，甚至乃变而为瘘也。"《本草纲目》云："漏属虚与湿热。"这些记载均认识到肛瘘与风、热、燥、火、湿邪侵袭人体有关。

（2）痔久不愈而成瘘　《诸病源候论》记载："痔久不瘥，变为瘘也。"《疡科选粹》云："痔疮绵延不愈湿热痰久，乃穿肠透穴，败坏肌肉，消损骨髓，而为之漏焉。"

（3）过食醇酒厚味，劳伤忧思，房劳过度所致　《外证医案汇编》记载："肛漏者，皆肝脾肾三阴气血不足……始因醇酒辛辣，醉饱入房，疾奔久坐，筋脉横解，脏腑受伤。"

（4）虚劳久咳，痰火郁结所致　《外科正宗·脏毒论》记载："又有虚劳久咳，痰火结肿肛门如栗者，破必成瘘。"

（5）肛痈溃后余毒未清，不能托毒外出，久不收口所致　《千金翼方》中提到"一切痈疽，皆是疮瘘根本所患。痈之后脓汁不止，得冷即是鼠瘘"，明确指出瘘是痈疽的后遗疾患。这与现代医学认识的肛瘘病因很相近。

三、肛瘘的分类

肛瘘的分类较为复杂，我国古代医家多依据瘘管的部位、形态、特征等进行分类。元代朱丹溪所著的《丹溪心法》中将瘘分九瘘："漏者，诸瘘之溃漏也。狼瘘、鼠瘘、蝼瘘、蛄瘘、蜂瘘、蚍瘘、蛴螬瘘、浮咀瘘、转筋瘘，古所谓九瘘也。"明代李梴编撰的《医学入门》中将瘘分3类："瘘有穿肠、穿臀、穿阴之分。"清代祁坤的《外科大成·论痔漏》云："瘘有八，肾俞漏，生肾俞穴……肾囊漏，瘘管通入于囊也。"

按瘘管位置高低进行分类，可将肛瘘分为高位肛瘘与低位肛瘘（如图3-13所示）。

1）低位肛瘘：瘘管位于外括约肌深部以下。可分为低位单纯性肛瘘和低位复杂性肛瘘。

2）高位肛瘘：瘘管位于外括约肌深部以上。可分为高位单纯性肛瘘和高位复杂性肛瘘。

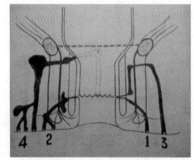

1. 低位单纯肛瘘 3. 高位单纯肛瘘
2. 低位复杂肛瘘 4. 高位复杂肛瘘

图3-13 肛瘘的分类

四、中医治疗肛瘘的方法

（一）内治法

（1）**湿热下注证** 肛周经常流脓液，脓质稠厚，肛门胀痛，局部灼热。肛周有溃口，按之有索状物通向肛内。舌红，苔黄，脉弦或滑。治以清热利湿，方用二妙丸和萆薢渗湿汤加减。

（2）**正虚邪恋证** 肛周流脓液，质地稀薄，肛门隐隐作痛，外口皮色黯淡，漏口时溃时愈，肛周有溃口，按之较硬，或有脓液从溃口流出，且多有索状物通向肛内，可伴有神疲乏力。舌淡，苔薄，脉濡。治以益气养血、扶正托毒，方用托里消毒散加减。

（3）**阴液亏虚证** 肛周有溃口，颜色淡红，按之有索状物通向肛内，可伴有潮热盗汗，心烦口干。舌红，少苔，脉细数。治以养阴清热，方用青蒿鳖甲汤加减。

（二）外治法

（1）**中药熏洗法**　将中药用沸水充分煎煮或浸泡后，借助药力及热力，对疾患部位采取先熏后洗的方法，起到疏通腠理、调和经络气血、消肿止痛止血的作用。该治疗方法适用于手术前或者手术后治疗，常用的药物组成有蒲公英、黄柏、芒硝、苦参、五倍子、冰片等。《五十二病方》中就提到了"牝痔之有数窍，蛲白徒道出者方：先道以滑下铤令血出……坐以熏下窍"。

（2）**外敷法**　将拔毒膏或者如意黄金膏等中药涂抹于患病部位，以达到消肿止痛止血的疗效，适用于肛瘘的急性期及有明显肿痛症状的患者。

（3）**坐浴疗法**　《五十二病方》中记载：治疗牝痔"未有巢者"，可"煮一斗枣，一斗膏，以分四斗汁，置般中而居之"。

（4）**肛瘘切开术**　《五十二病方》中提到的"絜以小绳，剖以刀"，是治疗瘘的结扎切开术。在"牝痔"的手术中载有"巢塞直者，杀狗，取其，以穿籥，入直中吹之，引出，徐以刀劙去其巢，治黄黔（芩）而娄（屡）傅之"。古人巧妙利用狗膀胱、竹管等制成的器具，将病变引出肛外，在直视下慢慢切割去除，术后并用中药外敷治疗。即用牵引法将病灶暴露后，再予以肛瘘牵引切除术。中医肛瘘切开术也有记载，如清代高文晋的《外科图说》中提到"若久年漏症，初诊探以银丝，方能知其横飘直柱，以及浅深曲直之有通肛过桥之重症。然后每日用柳叶刀开其二三分，开后用絮止血，约半日去絮，乃上药版。通肛则用弯刀，若素有血证不可开，痨病脉数不可开，肛门前后不可开……年均不可开。此治横飘之法也。"

（5）**药捻脱管法**　最早记载应用药捻脱管法治疗肛瘘的是宋代《太平圣惠方》，书中记载将砒霜溶于黄蜡之中，捻为条，纳于痔瘘疮窍之中治疗肛瘘的方法。元代李东桓的《证治十书》写道用寸金锭子治疗肛门直肠瘘，这是腐蚀性药物治疗肛瘘的最早记载。

（6）**挂线疗法**　明代时我国医学的发展取得了很大成绩，痔瘘学科更有了新的进展，枯痔疗法日趋完善，并首创治肛瘘的挂线疗法，目前该疗法仍对临床具有指导意义。明代徐春甫的《古今医统大全》中记载了挂线治疗肛瘘的方法："上用草探一孔，引线系肠外，坠铅垂悬，取速效。药线日下，肠肌随长，僻处既补水逐肠外，未穿疮孔，鹅管内消，七日间脏全如旧，譬筑堤决防，水既归漕，堤流俱涸有何泛滥，线脱日期，在疮远近，或旬日半月，不出二旬，线既过肛如锤脱落，以药生肌，百治百中。"此书还引用了元朝李仲南撰的《永类钤方》中提到的肛瘘挂线术："至于成漏穿肠，串臀中，有鹅管，年久深远者，必用永类钤方挂线法，庶可除根。"

五、邓正明主任对肛瘘的特色治疗

（一）特色术式（高挂低切旷置引流术式）

1. 术式的理解

1）肛瘘有内口位置高低之分、瘘道分支多寡之别。治疗手段主要靠剖泄热毒与祛腐生新。内口为肛瘘之渊源所在，需探明真实，予以妥善处理。这是治疗的关键所在。剖可用"刀"亦可用线，亦可"刀""线"并用。内口位于肛管直肠环以上的深部瘘管系高位肛瘘，为防止术后肛门失禁之虞，主管道当用挂线。

2）邓正明主任强调根治肛瘘，如果同时切开外括约肌皮下层、浅层和深层，虽能彻底清除病灶，但这势必损伤肛门括约肌而导致肛门功能损害。若为了保留肛门括约肌不予以切开，则病灶清理不彻底，易导致肛瘘复发。高挂低切术一次性根治高位复杂性肛瘘，避免了损伤患者的肛门括约肌而致其肛门功能减退，但是仍然存在术后肛门创面过大，皮损过多，患者术后疼痛明显，创面愈合时间长及创面愈合后创面瘢痕大的缺点。

3）该术式一方面能够减少手术创伤，尽可能地保护肛周皮肤，缩短伤口愈合时间，另一方面由于在术中注意肛门括约肌的保护，能最大限度保持肛门节制功能，减少术后并发症，减少术后肛门瘢痕面积，缩短疗程。它是总结传统中医疗法与现代医学相结合治疗高位复杂性肛瘘治疗经验的成果，具有组织损伤少、创面愈合时间短、术后并发症及肛门瘢痕少等特点，能有效避免肛门失禁和肛门畸形等后遗症。

2. 术式操作要点

1）术前采用泛影葡胺造影后确诊为高位复杂性肛瘘患者。手术当日清晨为患者行清洁灌肠，备皮更衣。

2）准确寻找内口，判断内口与肛门直肠环的位置关系，鉴别主管与支管并探明其关系。循探针走向切开齿线下方的皮肤、外括约肌皮下部及浅部以及管壁组织，继而将尾端连有橡皮筋的"7"号丝线系于探针头部，从内口撤出探针，牵引丝线将橡皮筋留置在瘘管内，将露在内外口的橡皮筋两端合拢拉紧，根据具体病变调节松紧度后用一把止血钳夹住橡皮筋两端根部，再在钳下用"7"号丝线结扎橡皮筋。

3）若瘘管过长且为弯瘘，探针从外口不能直接探查到内口时，可在探针顶不到的管道转弯处切开，再视此切口距肛缘的远近情况处理内口。支管脓腔不进行广泛切除或切开，只根据引流需要做几个小放射状切口，充分扩创后，循切口潜行搔刮瘘管腔内坏死组织，然后在相应的切口之间瘘管内挂入呈松弛状态的橡皮筋（即被挂线部分不予紧扎），利用橡皮筋作为引流物进行宽松旷置引流。若高位复杂性肛瘘有两个内口需做处理，可采用一紧一松橡皮筋挂线，以免挂线同时脱落，防止肛门失禁。

3. 术后处理

1）每日便后用 1∶5000 高锰酸钾液坐浴，换药时先用 2% 甲硝唑溶液冲洗残余管道壁及创面，再用紫草黄连油纱条外敷创面，直至挂线橡皮筋脱落及引流橡皮筋拆除。

2）挂线橡皮筋一般于 10~15 日自行脱落，10 日后如皮筋过松，予紧线处理，手术数日后，待肉芽组织填充引流切口过半时，拆掉引流橡皮筋，引流切口将很快闭合。

3）术后可服参芪鲴鱼汤（党参 30g、生黄芪 30g、草鲴鱼 1 条），其主要功效为补气生肌。

（二）邓正明主任对肛瘘挂线疗法的认识

1. 解剖生理方面

如图 3-14 所示，邓正明主任在治疗肛瘘前，会对患者行 X 线下瘘道造影检查，以明确瘘道走向。如图 3-15 所示，当手术刀切断耻骨直肠肌和外括约肌深层时，由于肌肉张力的作用，肌肉断端便向耻骨联合方向收缩，直至肌肉张力完全消失为止，因此断端的间距较大。因此由其造成的宽大裂口是在两组肌肉完全丧失张力和功能的情况下修复的，所以修复后的两组肌肉不能恢复其原有的功

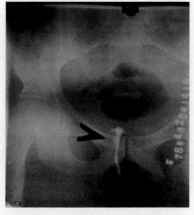

图 3-14　X 线下瘘道造影检查

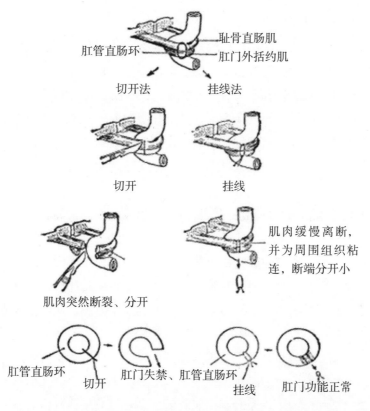

图 3-15 挂线疗法示意图

能。挂线疗法给先勒割的组织充分的时间先行修复，使耻骨直肠肌与外括约肌深层不至于一次骤然断裂而回缩。此外，勒割与修复在瘘道接近基底部处是同步进行的，在肛管不接近基底部处由勒割造成的裂口是开放的。由橡皮筋逐渐割裂的裂口断面是很靠近的，创面也比用手术刀一次切开为小。因此，能够基本保全肛管直肠环的功能，不会引起大便失禁。如图 3-16 所示，在肛瘘术后，邓正明主任会注意观察测算创面的面积，以评估肛瘘创面愈合的情况。

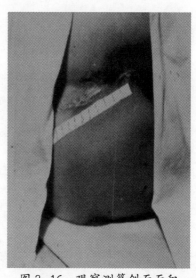

图 3-16 观察测算创面面积

2. 生物力学方面

当橡皮筋结扎瘘道成橡皮环后，它的形变是均匀的，故其为理想的弹性体。由于橡皮环的弹性紧缩力的作用引起了与橡皮环接触处的组织先行割裂，并逐渐（10~15日）向橡皮环的收缩方向移动，直至被它勒紧的最后部分组织被勒断为止，由此推断最后橡皮环应留在被勒扎组织的中心部。从力学原理来看，由于橡皮环弹性紧缩力对接触处组织的作用产生组织"形变"，在曲率最大处橡皮环对该处组织的作用力也最大，因此橡皮环对该处组织所起的勒割作用也最大。

由于耻骨直肠肌与外括约肌深层的张力以及向上向前的收缩力，使在肛管直肠环上缘与橡皮环接触处所受到的"力"大于肛管直肠环下缘与橡皮环接触处所受到的"力"，使被勒扎组织的外侧（朝向体表）接触处所受到的"力"比内侧（朝向肛管）大。由于组织形变的不平衡，橡皮环对被它勒扎的组织的勒割程度也是不平衡的，上缘多于下缘，外侧多于内侧，从而使橡皮环偏于向下缘和内侧方向移动，最终从接近引流口处排出。

我们把勒扎在橡皮环内的肌肉收缩时所增强的勒割力简称为"内力"。把在橡皮环外的肌肉的收缩时所增强的勒割力简称为"外力"。由于耻直肌与耻尾肌的作用是相反的（排便时耻尾肌收缩，耻直肌放松；排便后耻尾肌放松，耻直肌收缩），因此，"内力"作用引起的勒割与"外力"作用引起的勒割不是同时产生，而是互相交替的。它们的共同点是都会增大被勒扎在环内组织的形变，增加曲率，增强勒割力（如图3-17所示）。

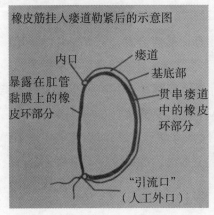
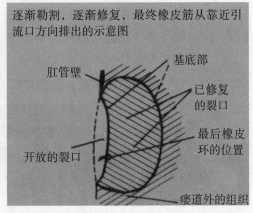

图 3-17　橡皮筋挂线后图示

2009年，江苏省中医院的陈玉根等为了设计一种定向挂线新技术，运用生物力学证实在模拟状态下，发现挂线组织顶部压强为底部压强的5倍，顶部压强明显高于底部，产生定向作用力。其从而认为定向挂线技术具有明确的生物力学基础，值得在临床中实践研究。邓正明主任的力学理论与陈玉根教授的发现有相近之处。

3. 病理学方面

橡皮筋在管道中和与组织接触处起了异物刺激和引流作用。在勒割过程中，"异物炎症"作用与橡皮筋的紧缩力作用是相辅相成的。

邓正明主任研究用橡皮筋做肛管直肠环"挂线"处理的家兔，于不同时间段取挂线部分组织送病理检查。镜下特征分别如下：家兔的正常肌组织如图3-18所示。第1日即见到橡皮筋周围呈大片炎症细胞浸润，在橡皮筋收缩方向浅表处见部分肌组织被勒断（如图3-19所示）。第2日见接近橡皮筋勒扎的部位，肌组织被挤压，肌纤维拉长、重叠，细胞核破碎，肌纤维变性、坏死而断裂（如图3-20所示）。第3日，勒扎继续向橡皮环收缩方向深入，部分断裂的肌组织开始出现炎症反应（如图3-21所示）。第4日起，肉芽组织及纤维结缔组织将勒断的肌组织连接起来，使创面没有裂开而形成条状修复、愈合。受橡皮筋勒断的肌组织部分断裂，随即先行修复，没有形成一次性完全的勒断，勒割与修复同步进行。第6日，橡皮筋脱落，脱落处的创面也开始愈合。第7日起，肛管创面周缘上皮细胞开始生长覆盖。第12日，创面全部愈合。

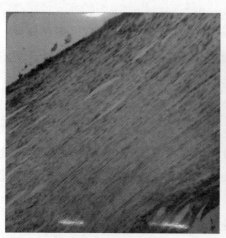

图 3-18　正常肌组织

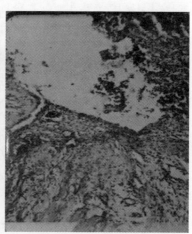

图 3-19　挂线第 1 日

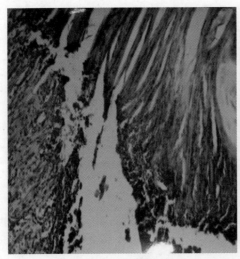 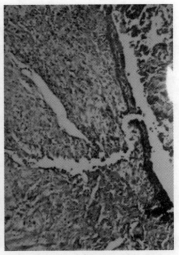

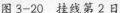

图 3-20　挂线第 2 日　　　　　　图 3-21　挂线第 3 日

4. 小结

中医"挂线"勒割瘘道的原理是多方面的。橡皮环对被勒扎组织的作用力自始至终处在变动的状态，在每点上并不是均衡的。由于橡皮环本身具有促使环在每点上受力均衡的趋势，从力学理论上看，在被勒扎组织曲率大（曲率半径小）的点上，橡皮环对其作用的力大，因此该处所受到的勒割力也大；相反曲率小的点上，所受到的勒割力也小。由于被勒扎组织的上缘曲率大于下缘，外侧的曲率大于内侧，致使橡皮环从偏向下缘和内侧的引流口附近排出，不至于包埋于组织之中。另外，勒扎在环内的肌肉及周围组织的多少依瘘道穿越部位高低而不同。穿越部位高的，被勒扎的肌肉及周围组织多，因此肌肉收缩时而引起的形变大，勒割力也大；穿越部位低的，被勒扎的肌肉及周围组织少，因此肌肉收缩时引起的形变小，勒割力也小。

挂线疗法具有慢性勒割、异物刺激、引流和标志这四大作用，目前已成为治疗高位肛瘘、高位复杂性肛瘘的主要治疗手段。挂线的慢性勒割、异物刺激作用可在缓慢切开组织的同时，给断端以生长并和周围组织产生炎症粘连的机会，避免了一次性切开肛门括约肌受损而导致的肛门失禁等后遗症。因此邓正明主任扩大了挂线疗法的应用范围，如"挂线治疗耻直肌痉挛综合征""挂线治疗肛门狭窄""挂线旷置引流术治疗复杂性高位肛瘘"等。

第三节　便秘

一、便秘的概念

便秘是以排便间隔时间延长、排出困难或排便不尽感为临床表现的病症。古代文献中又称"大便难""脾约""秘涩"等。一般每周排便少于2次即可称为便秘。本病可见于各年龄段，患病率随年龄增长而增加，以女性多见。

二、便秘的病因病机

现代医学认为便秘多由药物、饮食、环境、心理及其他基础病等因素导致。传统医学认为引起便秘的病因病机主要有以下几类。

1）燥热内结：热邪与肠中糟粕相结致大便秘结、热入大肠致肠中津液不足而大便难解。

2）肠道气滞：肠道气机不畅，腑气不通，传导失常，大便不下。

3）气阴两虚：年老体弱、内伤劳倦等致耗气伤阴，无法荣润、推动肠道。

4）脾肾阳虚：久病、年老、先天禀赋不足等因素引起脾阳不足，运化失常；肾阳虚衰，温煦推动无力，肠道输送乏力。

三、运用现代手段诊查便秘

经研究表明，便秘多是因功能异常或功能性疾病引起的机械性因素造成，病变具有多重性和复杂性。而传统的直肠肛门疾病的影像学检查方法主要有钡剂灌肠、结肠气钡双重对比造影、瘘管造影等，这些检查偏重于在静态下的形态学改变，因此很难检出便秘的病因、部位和程度，对患者的治疗具有一定的盲目性，治疗效果欠佳。

功能性便秘是指由多种原因引起的以排便不畅为主要临床表现的疾病，它不单纯指大便干燥，还包括无便意而排便间隔时间长，或有便意而粪便排出困难并常需要其他措施协助排便。它主要包括结肠型与直肠型两种类型。结肠型便秘是由于结肠袋或者传输功能异常而出现的慢传输型便秘。直肠型便秘是由于直肠顺应性、排便感觉异常、压力梯度、肛直角、括约肌功能、排便反射等功能异常而出现的出口梗阻型便秘。

邓正明主任认为功能性改变只有在发挥功能时才能充分表现出来。根据便秘的病理机制和肛门直肠在排粪时静—动态的改变状况能显示该部位的功能异常和器质性病变这一事实，邓正明主任在国内较早开展了便秘的影像学检查：排粪造影和结肠运输试验。

（一）排粪造影

排粪造影就是根据直肠肛门的解剖生理特点而设计的一种影像学检查方法。其通过对肛门直肠在排粪时一系列的形态学上的改变进行静—动态观察和测量，客观地显示直肠肛门部位的器质性和功能性改变。能够较客观、全面地反映出口梗阻型便秘患者的病变部位、类型和程度，可以做出较为完整的诊断，能为临床选择治疗方法和疗效观察提供有力的依据。该检查为无损伤性，易为患者接受且简单易行，当为一种排粪障碍患者首选及有效的影像学检查方法（如图 3-22 所示）。

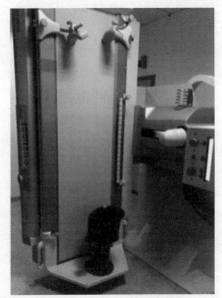

图 3-22　排粪造影检查

1. 操作基本流程

在直肠内注入一定浓度和黏稠度的模拟稀便性状的造影剂（常用硫酸钡），患者采用坐位，在数字胃肠机上摄取直肠肛管侧位静坐充盈相、力排初始相、力排终末相、力排黏膜相、正位静坐相和正位力排相。

2. 常见的出口梗阻型便秘

（1）直肠前突　该病主要见于女性，以中老年患者居多，因直肠前壁向阴道突出，排便时压力向阴道方向而不向肛门，粪团存积于前突的直肠腔内造成排便困难（如图 3-23 所示）。

（2）**直肠内脱垂** 该病指直肠黏膜层或全层套叠入远端直肠或肛管内而未脱出肛门的一种功能性疾病（如图 3-24 所示）。多见于中年人，女性患者多于男性患者。

（3）**会阴下降综合征** 该病指患者在静息状态下肛管位于较低的水平；而在用力排便时，会阴下降，肛管低于坐骨结节水平（如图 3-25 所示）。

（4）**盆底失弛缓综合征** 该病指盆底横纹肌和平滑肌由于神经支配异常或反射异常，排便时盆底肌不能松弛甚至反常收缩，引起进行性排便困难（如图 3-26 所示）。

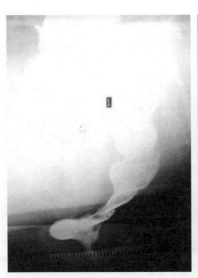 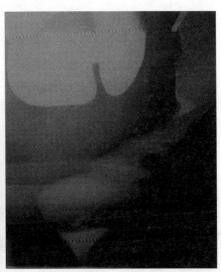

图 3-23 直肠前突　　　　图 3-24 直肠内脱垂

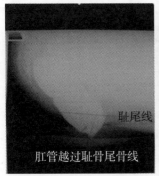 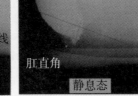 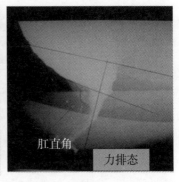

图 3-25 会阴下降综合征　　　图 3-26 盆底失弛缓综合征

（二）结肠传输试验

该项检查对便秘有明确的诊断效果。正常粪便在大肠内停留时间一般为1~3日，根据生理研究结果，从口至肛门正常通过时间1~3日，在此期间，从口至盲肠时间为1~6小时。本试验是通过口服20粒不透X线的标志物后，每24小时摄腹平片，以观察计算72小时中标志物在肠道内分布、通过、存留和排出的情况，从而判断肠道传输功能。72小时内排出16粒（80%）以上为正常。若仍留在结肠为传输功能缓慢（如图3-27所示），仍留在直肠为出口梗阻（如图3-28所示）。

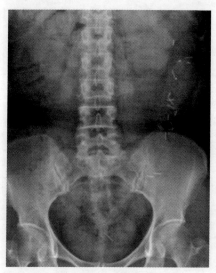 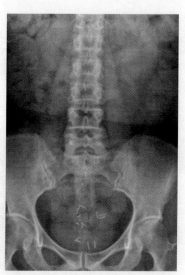

图3-27　72小时后停留在降结肠　　　　图3-28　72小时后停留在直肠

四、邓正明主任对便秘的特色治疗

（一）从五脏治疗便秘

邓正明主任认为便秘与五脏功能密切相关，常从五脏论治，详辨所属脏腑虚实以治之，从整体上调节脏腑气血阴阳，以恢复肠道的传输功能，而不拘泥于一方一法。《黄帝内经·素问·五脏别论》云："魄门亦为五脏使，水谷不得久藏。"一方面说明魄门为肾之所主、肺之所用、心之所使、肝之所达、脾之启闭。另一方面说明魄门为五脏行使排泄浊气的职能，使水谷不得久藏。故魄门实为气机升降出入之闸门，受气于五脏，统摄于五脏。五脏气机失调，魄门闭而不启，即会出现大便秘结。大便是大肠所生，其魄门的启闭要依赖于心神的主宰、肝气的调达（疏泄）、脾气的升提、脾胃的转输、肾的开阖，如此方能不失其度。

1. 润肺利气治便秘

郑某，男，53岁。初诊时间为2017年10月8日。排便困难3年，每5~6日1行，每次需约1小时，时伴便血，色鲜红。曾用酚酞、比沙可啶、大黄、番泻叶、麻仁丸等药通便，虽能一时见效，但停药后便秘依然，有时更剧，用开塞露亦不能下，常用手指辅助排便。现症：排便困难，伴咽干、鼻燥、口渴，每年至秋季更为严重，饮食尚佳，睡眠欠安。舌质偏红，苔少，脉细数。

辨证 肺阴不足，无法下润大肠。

治则 滋肺养阴，利气润下。

处方 北沙参12g，麦冬10g，杏仁10g，郁李仁10g，炙紫菀20g，熟地黄12g，茯苓12g，桔梗10g，厚朴花6g，芦根20g，嘱连服7剂。梨膏1瓶，每次服2匙，早晚用开水冲服，空腹服下。

二诊 药后大便3日1行，质亦转软，能顺利而下，口渴、咽干等亦轻。药已中肯，再以原方继进。半月后，患者喜形于色，告知便秘已愈，每日1行能顺利而下。嘱其煎剂可停，再服梨膏1个月，以资巩固。

方解 北沙参、麦冬、熟地黄及芦根合用可滋肺胃肾之阴，先、后天并养，金水相生，共奏养阴生津之功；桔梗、郁李仁、杏仁及厚朴以宣肺、润肠、通腑。紫菀入肺利气，肺气调则一身之气皆调，且肺合大肠，调肺气则间接起到调整大肠之功。梨膏可养阴润肺，生津降火，故用此以资巩固。

按 肺主一身之气，主治节，其气以清肃下降为顺。肺与大肠相表里，魄门为大肠之末端，肺气肃降，则大肠功能正常，魄门启闭正常。本案由于肺气阴不足，津液不能敷布转输，无以下润大肠，肠燥津亏致大便秘结，故用通下无益也。且泻下有伤津之弊，若服通下之剂，结虽暂通，实则伤津，故停药后更为严重。因秋主燥，燥气易伤肺津，故每至秋季而加重。咽干、鼻燥、口渴均为肺阴亏虚之症。

2. 清心养血治便秘

林某，女，43岁。初诊时间为2017年6月16日。大便干结，其形如粟粒，每5~6日1行，尿黄，同时右肩胛及颈部昼夜俱痒甚，皮肤烘热，尤以夜晚为甚，故至晚则手不停搔，直至皮肤出血，其痒势稍减，因而又影响睡眠，深以为苦。如是者已半年有余，经中西医诊治，用内服、外敷，效果均差。现症：排便困难，皮肤瘙痒，色红干燥，表皮呈角化状。口干，饮食尚可，常有嘈杂感，心烦易怒，寐则多梦。舌质红，少苔，脉象细弦带数。月经超前量少，色鲜红，月经期间大便干结与肩胛等部瘙痒更甚。

辨证　营血亏耗，心肝火旺。

治则　养血滋阴凉血，润肠通腑，佐以清泄心肝之火。

处方　当归10g，生地黄12g，麦冬10g，玄参10g，川楝子6g，川黄连3g，牡丹皮10g，益元散（包煎）15g，生大黄（后下）6g，火麻仁10g，郁李仁10g，白芍12g，生甘草6g，鲜竹叶30根，嘱连服7剂。

二诊　药后大便已不干结，每2日1行，肩胛等部瘙痒亦轻，夜寐已有好转。舌质光红稍淡。心肝之火有下泄之势。处方：原方去生大黄，加连翘12g、栀子10g，嘱连服7剂。

三诊　瘙痒已基本控制，夜寐亦安，大便已无粟粒状，质软，每日1行，便时爽利。舌质已转正常，脉亦柔和。为巩固，去川楝子，加柏子仁10g。嘱服7~10剂。平时宜多食新鲜蔬菜、水果等，忌食辛辣、肥腻食物及海鲜等。

方解　当归合增液汤以养血滋阴，为治肠燥之本；润肠通下，可导火热下行，配合生大黄、川黄连、川楝子、丹皮等清心、肝之火，为治瘙痒之本；益元散、鲜竹叶，导心火从小便而出，白芍、甘草、郁李仁等柔肝润肠。再诊时去生大黄，加连翘、山栀，取火郁发之之义。最后加柏子仁以加强养心作用，使心阴足、心火平熄，制瘙痒之复起，且柏子仁能润肠开秘以防大便再秘。

按　此症便秘，先有皮肤瘙痒而后见大便干结如粟，如《黄帝内经》云：先病为本，后病为标。继而两者互相影响，故在治疗上不能专注于便秘。证脉合参，实由阴血不足、心肝火旺而致肠燥便秘，又因便秘致火热之邪无以下行宣泄，转而内郁循经上行，郁于肌腠发为瘙痒。其所痒之处，为手足阳明和手足少阳、手太阴循行之处，此系脏病移腑，腑为阳，火邪欲从表而出也。郁不能达，致皮肤烘热瘙痒。

3. 健脾益气治便秘

谢某，女，45岁。初诊时间为2016年11月8日。排便困难10余年，常

2~3 日 1 行，大便先干后软，便时不畅。虽经中西医多方诊治，并配合针灸、推拿等疗法但疗效不佳。现症：排便困难，腹胀下午加重，纳谷尚可，苔白腻，舌淡边有齿痕，脉细软。

辨证 脾肾两虚，致大肠传导失司。

治则 温肾健脾。

处方 生白术 30g，当归 15g，肉苁蓉 20g，锁阳 15g，紫菀 12g，太子参 15g，莱菔子 10g，郁李仁 10g，柏子仁 10g，生麦芽 20g，嘱连服 7 剂。

二诊 药后大便 1~2 日 1 行，余症未减，本月 7 号行经，经量不多，3 日而净，牙龈肿痛已月余，脉沉细，再以前方增减。处方：白术 30g，当归 12g，肉苁蓉 20g，紫菀 12g，郁李仁 10g，熟地黄 12g，砂仁（后下）2g，肉桂（后下）6g，骨碎补 10g，广木香 5g，沉香片（后下）6g，炒谷芽 20g，嘱连服 7 剂。

三诊 大便已日行 1 次，便时欠畅，牙龈仍有水肿，纳谷一般，每至午饭后，逾时腹胀，再以前方加温运之品。处方：原方去骨碎补、沉香片，加熟附子 4g、槟榔 5g、陈皮 6g，嘱连服 7 剂。嘱其继服原方 1 个月以资巩固，少食生冷甜腻，随访未再复发。

方解 方中重用生白术、当归健脾养血润肠；肉苁蓉、锁阳甘温润降，能温补精血而通便；太子参、莱菔子为治中虚气滞而设，可降气消胀消痰而不耗散，补益肺脾而不壅滞，实乃消补兼施之举；紫菀、郁李仁、柏子仁降气润肠。二诊出现下元虚衰、虚阳上浮之牙痛，加熟地黄、肉桂、砂仁、骨碎补、木香等以温肾健运、活血止痛；最后加熟附子、槟榔等以加强温运。其中生白术为治质软而形细便秘最关键一味，用量宜重，一般用 30g。

按 《黄帝内经·素问》云：中气不足，溲便为之变。本案患者脾虚运化失职，大肠传导无力，魄门开启迟缓，则大便后软、形细、虽努责亦不能下；阳虚不能生阴，阴液亏耗则大便干燥。治疗以健脾温肾为主，佐以温运。

4. 柔肝缓急治便秘

王某，女，56 岁。初诊时间为 2018 年 11 月 17 日。排便困难 10 余年，常 1~2 日 1 行，大便干结如粟，便时不畅，艰涩难下，多方求治效不显，经人介绍求诊至此。现症：排便困难，伴尿频、色黄，两足畏寒，纳谷正常，性急易怒，夜寐多梦，苔腻略黄，舌质淡红少津，脉沉细。

辨证 肝血偏虚，肾阳不足，不能温运下焦。

治则 柔肝养血，温运下焦。

处方 白芍 12g，炙甘草 6g，紫菀 15g，郁李仁 12g，生白术 30g，当归 15g，肉苁蓉 20g，枸杞子 10g，茯苓 10g，生麦芽 20g，嘱连服 7 剂。

二诊 药后大便粟状已无，日行 1 次，便时尚爽，夜寐一般，梦多，药已中的，再以前方加安神之品。处方：原方加柏子仁 10g、茯神 12g，嘱连服 14 剂。其后仍以原方为基础调理 1 个月，追访未再复发。

方解 方中重用白芍、炙甘草、生麦芽，三药合用养血疏肝并加强疏泄之功；紫菀、郁李仁降肺润肠；当归、肉苁蓉、枸杞子、白术养血润燥、温运下焦。二诊加柏子仁、茯神以养心安神。本案中重用的芍药甘草汤为仲景所创，被后人称为柔肝缓急之专方，临床凡遇便秘大便干结如粟者，俱可加味治之。

按 《医精精义》曰：肝与大肠通，肝病宜疏通大肠；大肠病亦平肝为主。是言肝阴血不足，失于疏泄而导致便秘发生。现代医学认为大便如粟状的便秘系肠道平滑肌痉挛所致，中医学则认为痉挛多是肝失柔和所致。本案大便干结如粟、便时不畅、艰涩难下，兼见性急易怒、夜寐多梦等俱为肝血偏虚失于柔和之征；久病入肾、两足畏寒、小便频、脉沉等为肾阳虚不能温运之征。治疗当以养血柔肝，温运下焦为主。

5. 温肾缩泉治便秘

陈某，男，28 岁。初诊时间为 2017 年 5 月 13 日。排便困难 4 个月，每 2 日服泻下剂以通便，便形如粟，尿频，每日行 8 次左右，夜尿 1~2 次，足冷，腰膝酸软，舌质淡，少苔，脉细软。

辨证 肾阳不足，阳虚不能生阴。

治则 温肾缩泉，调肝通便。

处方 益智仁 10g，山药 10g，乌药 6g，熟地黄 10g，肉桂（后下）5g，砂仁（后下）2g，肉苁蓉 10g，白芍 12g，炙甘草 10g，郁李仁 10g，火麻仁 10g，炒谷芽 20g，炒麦芽 20g，嘱连服 7 剂。

二诊 药后本周内自行排便 3 次，便时通畅，量不多，两足仍欠温，余症未减，舌质淡，边有齿印，此兼气虚之象，再以前方加补气之品。原方加黄芪 30g、太子参 15g、陈皮 6g，嘱连服 7 剂。

三诊 大便较通畅，每 1~2 日一行，量渐增多，舌淡转红，齿印渐消。小便减少，每日行 4 次左右，两足渐温。效不更方，原方继服 1 个月，追访未复发。

方解 方中之益智仁、山药、乌药名曰缩泉丸，用以温肾祛寒缩尿，所以用在此者乃受利前阴实后阴之启发，反其意而用之。熟地黄、肉桂、砂仁、肉苁蓉加强温润通便之功；白芍、炙甘草养血柔肝；火麻仁、郁李仁润肠通便。二诊加用生黄芪、太子参、陈皮益肺脾之气以补其虚。

按 清代名医沈金鳌在《杂病源流犀烛》中指出：大便秘结，肾病也。《黄帝内经》亦曰：北方色黑属水，入通于肾，开窍于二阴，盖以肾主五液，津液盛，则大便调和。本案患者因阳虚不能生阴，阴液亏耗致大便秘结；肝阴血不足，失于疏泄致便形如粟，便时不畅；肾阳不足，气化失常致小便数、足冷、腰膝酸软等症。治疗以温肾缩泉，柔肝通便为主。

（二）不同类型便秘的特色治疗

邓正明主任强调遵照循证医学所提出的"慎重、准确和明智地应用当前所能获得的最好的研究依据，同时结合临床医生的个人专业技能和临床经验，考虑患者的价值和愿望，将三者完美地结合起来，制定出患者的治疗措施"这个原则，在诊断明确后针对病因进行治疗。

便秘治疗的目的是：①恢复正常排便频率和正常粪便硬度。②解除排便障碍引起的不适。③维持适当的排便规律而无需人为的帮助。④缓解可致排便障碍的原发病。因此要求医生要熟悉排便生理，对患者排便障碍的病理有深刻的了解，正确选用各种治疗方法。对已查出的原发病，明确诊断后采用相应的措施，进行积极的治疗。如肛裂可行扩肛或内括约肌侧切术；结肠肿瘤则行根治或姑息切除；由于药物导致便秘的患者则应停服该药物，改用其他药物。此外，无论何种原因引起的排便障碍，纠正不良饮食习惯、纠正不良排便习惯及参加适当的体育锻炼都是很重要的一种辅助手段。

1. 慢传输型便秘

慢传输型的患者，有的伴有结肠下垂或结肠冗长。国外有许多学者主张用结肠切除术来治疗本型便秘可取得一定效果，但不容忽视的是目前国内尚无统一的诊断治疗标准，手术治疗指征尚有待进一步完善，因此应严格掌握手术的适应证。国内多数学者认为唯有经过正规的长期保守治疗失败后才可以考虑手术治疗。

本型患者中的左结肠延迟型者，由于左结肠推进无力有时可出现脾曲综合征（如左上腹或左前胸闷胀，有时有压迫性疼痛，可向心窝、左侧腹部或左肾区放射，夜间加剧，特定体位或排气可明显缓解症状）。本型患者中的右结肠延迟型者（极少见），由于右结肠推进无力有时可出现肝曲综合征（如右上腹部有压迫感和膨胀感，可有右上腹部胀痛或右前胸疼并向右背部或右肩部放射），临床上易误诊为胆囊炎，但是在X线检查时可发现脾曲部或肝曲部的肠管大量积气。

邓正明主任在临床上根据循证治疗与中医辨证论治的原则，采用中西医综合疗法收到了一定的效果。如脾虚中气不足，无力宣导大肠的，用补中益气汤为骨架方增加白术、当归用量，加肉苁蓉、威灵仙、枳实、大腹皮；肾阴虚者用六味地黄汤加麦冬、首乌、桑椹；肺、肝气郁者则用肠痹汤以宣肺疏肝。

对慢传输型患者在中医辨证施治的同时，我们还可以应用促肠动力药如莫沙必利或多潘立酮，也可以配合生态疗法，通过内服补充大量的生理性细菌，如双歧杆菌、乳酸杆菌等，以便让这些益生菌在体内代谢产生多种有机酸，降低肠内的pH，调节肠道的正常蠕动。如出现肝曲、脾曲综合征者可选用654-2、阿托品或中药理气止痛类药物。

2. 直肠前突型便秘

该型便秘指诊时直肠前壁薄弱强力努责时可呈囊袋状向阴道方向膨出，X线排粪造影可见直肠壁向前突出，按位置可分低、中、高位3种。低位直肠前突多由分娩时会阴撕裂引起；中位直肠前突最常见，多因产伤引起；高位直肠前突是由于阴道上1/3主韧带、子宫骶骨韧带破坏或病理性松弛所致，常伴有阴道后疝、阴道外翻、子宫脱垂。按深度可分轻（0.5~1.5cm）、中（1.6~3cm）、重（≥3.1cm）3度。气囊排出试验超过5分钟。

临床上邓正明主任对中度以上的患者在排除其他原因后多采用经阴道修补，配合内服补中益气汤为骨架方辨证化裁的中药汤剂，以巩固疗效，降低复发率。

3. 耻骨直肠肌痉挛型便秘

该型辨证要点是在指诊时可触感到肛管较常人明显延长，耻骨直肠肌明显肥大、触痛、有时有锐利边缘，患者便型细小，排便时肛门或骶区疼痛、精神常紧张，气囊试验不能排出，直肠传输检查有直肠内潴留，排粪造影静止相及力排相均有"搁架征"。

邓正明主任对此型的早期患者采用定期局麻下指扩，配合中药内服、镇静剂、富纤维食物、按摩等综合治疗。其对此型患者中的严重者采用耻骨直肠肌部分切除术，手术时切除的肌束应大于1.5cm，术中应注意彻底止血，并放置引流片达 24 小时后拔除。术后应注意抗感染，并配合定期指扩或气囊扩肛。

4. 会阴下降型便秘

患者蹲位努挣时，肛门常可超过耻骨联合下缘和尾骨连线 2cm 以上，甚或超过坐骨结节连线，指检时肛管扩张力及收缩力均明显下降，肛门镜检查常可见堆积黏膜堵塞镜端，排粪造影静态相显示会阴下降及少许直肠前膨出；力排相可见整个会阴下降 3.5cm 以上。

治疗上邓正明主任采用夹层式消痔灵注射，并配合中药内服、饮食调节、改变排便习惯，必要时可采用经肛门修复术。

5. 盆底痉挛型便秘

此型系由盆底肌功能紊乱、反常收缩引起，无器质性病变，排粪造影时直肠角不增大甚或变小；结肠传输功能检查有直肠潴留或左结肠、乙状结肠传输延迟。行直肠指诊时嘱患者做模拟排便动作，可感到肛管不松弛反而紧缩。其与耻直肌型不同的是无肌纤维肥大改变。

临床上邓正明主任常采用便前温水坐浴或场效应理疗，配合中药辨证治疗，用芍药甘草汤为骨架方加减及西药镇静剂，可收到一定的治疗效果。患者可结合生物反馈进行治疗。

6.IBS 型便秘

邓正明主任采用生态疗法，如口服双歧杆菌、乳酸杆菌制剂，加以维生素 B_6、谷维素，及镇静剂如艾司唑仑片、阿米替林之类，并综以中医辨证施治，以逍遥散为骨架方加减可取得一定的治疗效果。

引起便秘的原因多种多样，牵涉多器官、多系统，既有功能性的又有器质性的。临床上绝大部分患者的病因都是复合性的。从近十余年来国内开展此项治疗研究的一些资料来看，国内多数学者倾向于先行保守治疗，要求患者加强自身保健，增加运动，改善饮食结构，养成定时排便习惯，只有在以上保守治疗无效时方可考虑手术。中医中药辨证施治配合肠黏膜保护及润滑剂治疗，是值得临床推广应用的一种治疗方法。

7. 功能性便秘与饮食

古人云："欲得长生，肠中常清"，即指人体的肠道排泄功能与健康的密切关系。大便通畅了，体内代谢产生的毒素能及时排泄出体外，对人体健康有着不可估量的作用。但随着社会的进步，人们的饮食结构也随之改变，西方的饮食习惯逐步为国人所崇尚。因此，在现代社会中便秘的患者亦有日益增多的趋势，成为困扰人们生活的一个症结。

"病从口入，祸从口出"这是中国人民经生活验证而总结出的至理名言。食物既能提供人体热量，也能治病、健身、益寿。食物的天然成分中包括提供人体热量的糖类、脂肪、蛋白质这 3 种营养素，还有维生素、矿物质、膳食纤维和水。

膳食纤维是糖类中的一种非淀粉类多糖。它的主要成分来自植物的细胞壁，包括了纤维素、半纤维素、果胶和非多糖成分的木质素等。膳食纤维主要存在于蔬菜、水果和杂粮中。由于它不能被人体消化和吸收，会随着粪便排出体外，因此人们过去把膳食纤维视为食物残渣和废物。但是现在人们对它刮目相看，并将它排在人体营养素之后称为第七营养素。

膳食纤维包括非水溶性和水溶性这 2 种类型。

非水溶性膳食纤维主要来源于植物的叶、茎、和豆类植物的外皮，其化学成分主要是多糖聚合物、纤维素、半纤维素、非多糖聚合物和木质素。纤维素是植物细胞壁的主要成分，具有亲水性，在肠道内有吸收水分的作用。半纤维素是谷类纤维的主要成分，它大部分不可溶，有一定的生理作用，如增加粪便体积、促进排便。木质素主要存在于蔬菜中的木质化部分和种子中，如草莓籽、萝卜籽等。这 3 种非水溶性膳食纤维的主要作用是吸收水分，增加粪便体积，刺激肠壁并促进其蠕动。

水溶性膳食纤维是既能溶于水，又可吸水膨胀并能被大肠中微生物群酵解的一类纤维，常存在于植物细胞的间质中。果胶存在于水果和蔬菜软组织中，在热溶液中可溶，遇酸性溶液呈胶态，在柑橘类和苹果中含量较多。它可以降低胆固醇，尤其是低密度脂蛋白，同时可以减少小肠对糖的吸收，血糖不至于因进食而快速升高，从而降低餐后血糖。可溶性纤维中的"抗性淀粉"不能被哺乳动物消化酶所消化，但能被大肠微生物所利用，刺激胆汁酶的分泌并可增加粪便含量，促进排便，对有害的物质起到"清道夫"的作用，及时稀释潜在的致癌物质。

富含膳食纤维的食物有玉米面、荞麦面、燕麦面、高粱米、小豆、绿豆、豌豆、薯类（块根）、青椒、韭菜、空心菜、苋菜、油菜、豆芽、黄瓜、茄子、萝卜、苹果、香蕉、火龙果、马蹄、花生、无花果及核桃等干果类。

功能性便秘的患者在辨证论治的前提下配合生物反馈治疗，并在日常生活中多吃杂粮、蔬菜和水果满足膳食纤维需要量，是提高疗效的重要途径。

第四节　肛肠杂病

一、肛门直肠疼痛

（一）肛门直肠疼痛的概念

肛门直肠疼痛是肛门直肠周围以疼痛为主的一种症状。肛门部神经丰富、感觉敏锐，受刺激后可发生疼痛或剧烈疼痛，给患者带来痛苦。其疼痛主要表现为刺痛、胀痛、灼痛、坠痛等，可发生在排便时、排便后或其他时间，是多种肛门直肠病均可引起的显著症状。

（二）肛门直肠疼痛的病因病机

肛门直肠疼痛最常见的病因是肛裂或溃疡、血栓性内痔、肛周脓肿或坐骨直肠窝脓肿。其次是脱垂性或嵌顿性内痔、血栓性外痔、异物嵌塞、肛提肌痉挛、尾骨痛、一过性肛门直肠痛、妇科、泌尿科疾患。具体有以下几种情况。

1）肛门直肠及其周围炎症：如肛隐窝炎、肛乳头炎、肛周脓肿、肛瘘、外痔发炎、细菌性痢疾、阿米巴肠病、溃疡性结肠炎等。当其直肠病变较重或其炎症渗出物经常刺激肛门局部时均可引起肛门直肠疼痛。

2）肛门直肠损伤、刺激：如肛裂、肛周皮肤皲裂、肛门异物损伤。过量食用辣椒、烈酒等，使粪便中含有刺激性成分，亦可使肛门疼痛不适。

3）括约肌痉挛：如肛裂、内痔嵌顿等可引起肛门括约肌痉挛，使肛门产生剧烈疼痛。

4）血栓形成：如血栓外痔、内痔血栓形成均可引起疼痛。

5）肛门及周围组织受压迫：如晚期的直肠癌、子宫颈癌、前列腺癌等均可引起疼痛。

6）神经精神因素：如肛门直肠神经官能症、会阴部症候群（肛提肌痉挛症候群）等。由于精神作用或肛提肌痉挛刺激了会阴部的神经，从而导致骶尾部或肛门直肠区胀痛。

（三）肛门直肠疼痛的时间

肛裂、肛隐窝炎、肛乳头炎、肛门皮肤皲裂等多在排便时和排便后疼痛。

肛周脓肿、内痔嵌顿、血栓外痔、炎性外痔、晚期直肠癌、肛管癌、异物损伤的疼痛呈持续性。肛裂疼痛呈间歇性,先轻后重继而缓解,有明显的波形曲线。神经官能症的疼痛,痛无定时。瘢痕痛多在天气有较大变化时。

(四)肛门直肠疼痛的性质

肛裂疼痛在排便时呈刺痛,排便后为灼痛或刀割样痛;肛周脓肿初期为灼痛,脓成时为跳痛(如鸡啄样);肛管直肠癌晚期为坠痛或抽掣样痛;结肠炎、阿米巴痢疾、克罗恩病等为坠痛;肛提肌痉挛为深部持续痛和夜间突发性疼痛。

(五)特发性肛门直肠疼痛

1. 尾骨痛

·病因

1)损伤。较常见,约占患者的38%,多因急性损伤如摔倒坐地、高处坠地摔伤、骑摩托车、骑马、遭遇剧烈颠簸等导致的尾骨直接受伤。

2)久坐或坐位姿势不良,腰区有姿态性病变,并有肌肉紧张。

3)炎症。附着于尾骨的韧带筋膜的炎症,骶尾关节炎或在骶4~5椎体间有骶神经根炎。

4)难产史。如用产钳助产或臀位产。

5)先天性尾骨畸形。

6)隐形抑郁症、高度神经质或恐癌症。

·临床表现

1)患者诉说尾骨部疼痛,坐于坚硬平板时疼痛加重,即使用软垫或坐浴也很难缓解。

2)患者总是让臀部承重从一侧移向另一侧,当患者想坐下或站立时总是小心翼翼地改变其体位,不敢贸然起坐。

3)疼痛多在尾骨、尾骨旁肌肉和肛门。其特点是尾骨受压或活动时有疼痛,患者多不能正确提出疼痛的部位。疼痛多在晚上或突然发生,在盆腔部有重力感,烧灼感并有里急后重感,疼痛可因大便或久坐加重,故多见于久坐或所坐位置不合适者,长期看电视过久发生的尾骨痛被人称为"电视臀"。

4)本病女性患者为男性患者的2倍,发病年龄平均为37岁。

5）有尾骨损伤，或骶尾关节脱位时，活动度大于30°且疼痛极为剧烈。

·诊断

1）仔细询问病史，特别是尾骨部外伤的历史。检查时，可将食指伸入直肠后，抵于尾骨前面，如果是炎症引起，一般只有局部压痛。

2）慢性抑郁症患者中有76%可引起尾骨痛，本病诊断时需要与肠道感染性疾患、前列腺炎、精囊炎、尿道炎、阴道炎、椎间盘破裂和慢性腰骶劳损等进行鉴别。

·治疗

1）一般先采用保守疗法，嘱患者改良坐位姿势和改善坐垫，如果是尾骶关节脱位可用手法复位，经肛门直肠进行局部轻柔按摩。

2）内服非甾类抗炎药如布洛芬或进行骶尾封闭治疗，常可收到非常好的临床治疗效果（常用药物为利多卡因、透明质酸酶、曲安奈德混合液，其有效率可达到88%以上）。中医中药辨证施治如采用芍药甘草汤加活血祛瘀药也可收到很好的治疗效果。

3）如有损伤后引起尾骨可移动、移动尾骨时可感知捻发音或其他响声、尾骶关节压痛异常明显、肛门收缩时尾骨部疼痛加剧等情况，应考虑尾骨切除术。

4）在保守治疗的同时可进行支持性精神治疗，对恐癌症患者尤有帮助。加用各种抗抑郁药物治疗6个月后，对57%的患者有效。

5）若各种治疗都无效，可考虑骶神经根切断术。

2. 会阴部神经痛

本病主要发生于做过盆腔脏器手术的妇女，50岁以上的女性多见，常有不安及恐癌症。临床也有的患者是做过肛管、肛门手术甚至腰椎手术后诱发，其中有些患者有抑郁症或癔病症的精神症状，少数患者有紧张、头痛且伴有直肠症状，这类患者又称为"头臀综合征群体"。

患者常述说肛门和会阴部有持续性、局限性疼痛。疼痛特点是剧烈的跳痛、灼痛，可向骶部、背部、大腿或阴道前方等处放散，但定位不准，站立或躺卧可以缓解，检查时无阳性体征可见。本病治疗以精神疗法为主，止痛药无效，中医辨证施治，局部封闭"阿是穴"常有效果。

3. 肛提肌痉挛综合征

本病的直肠疼痛可能是由于肛提肌痉挛引起，以 40~60 岁的妇女多见，其疼痛性质为钝痛。患者述说疼痛时常描述像是坐在一个"火球"上。疼痛可以位于直肠左右两侧，但通常位于左侧、单侧，常可以看到患者在就诊时用一侧臀部侧坐。

经肛门可以发现肛管张力很大，有压痛。食指抵于尾骨向前滑过会阴部至耻骨联合处，可以触及痉挛的肛提肌如一条坚硬的束带，或可触及锐利的边缘。特别是耻骨直肠肌，在指诊时，让患者用力挤压可以感觉到其像一条索，在收缩的基础上更加收缩。

治疗上，可采用热水坐浴、肛管按摩、会阴部热疗、利多卡因双侧半面阻滞（骶 1 骶 2 水平）。如能在出现症状后的 6 个月内，在痉挛发作时对耻骨直肠肌电刺激疗法以阻断其痉挛周期，其有效率可达 40%~90%。

4. 一过性肛门的直肠痛

· 病因

可能与心理因素有关。患本病的人多数是职业人士，特别是有内向型或神经质倾向的、思虑过多的人群易患本病。

临床表现

1）本病的突出症状是没有任何规律的间歇性肛门直肠疼痛。这是一种突然爆发的痉挛性疼痛。一些患者在疼痛的部位似乎有种预兆。症状大多出现在刚刚入睡或初醒之际，也可因大便或行房而诱发，发作可持续几秒至 20 分钟甚至更长，但一般在 3 分钟以内。

2）疼痛部位固定，但各个患者述说的位置不同，自觉疼痛发生在肛门以上 5~10cm 处，性质也各不相同，以锐痛居多，亦有呈噬咬痛、撕裂痛等。

3）疼的程度也因人而异，严重者可引起恶心、呕吐、出冷汗、眩晕甚至昏厥。

4）经过一阵发作，疼痛可自行缓解，症状爽然若失。发病不规则，可以持续发作，也可以经过数月再次发作。经过较长时间的病程后，疼痛的程度可能渐渐减低，在发作时患者常常感到需要屈腿侧卧于一侧。侧卧时以膝抵胸可以减轻疼痛。

5）本病有 6 大特征：①疼痛发生在白天或夜晚，间隔时间均无规律。

②疼痛可以自行缓解。③患者疼痛的位置总是固定不变的，虽然每位患者疼痛的部位各异，但所有患者疼痛的部位都在括约肌以上某处。④疼痛的程度不同，严重的可引起晕厥。⑤疼痛发作时间短促。⑥各个患者述说的疼痛性质各异。

·诊断

本病诊断只能依靠病史做出，因为很难把握住瞬息而过的发病时机而获得检查材料。

·治疗

1）由于疼痛是一过性的，很难判断各种疗法的治疗效果。很多患者报告向会阴部加压，可使疼痛缓解，患者常常蹲坐在一只脚的足跟上起到向会阴部加压的作用。

2）热水坐浴可以帮助缩短疼痛时间。口服可乐宁 150μg，每日 2 次，连续 3 日，然后改为半量直至完全控制。

3）可嘱患者用亚硝酸异戊酯，舌下含用硝酸甘油。

4）若采取以上治疗方法对患者无效，国外有时用特种直肠探头在直肠内进行强力电刺激，使肛提肌过度疲劳，从而打断恶性循环。这种治疗无副作用，有 60%~94% 的成功率。

5）中医辨证治疗采用疏肝解郁合活血行瘀法，如逍遥散合膈下逐瘀汤化裁也可收到一定的临床效果。

二、肛门瘙痒症

（一）肛门瘙痒症的概念

肛门瘙痒是肛肠科患者最常提出的主诉之一。由于肛门周围皮肤比较薄，缺乏强韧的角质层，也缺少保护性的油脂，而且神经末梢丰富，是个极为敏感的区域。因此这个区域对刺激具有很强烈的触感性，各种各样的原因都可以引起瘙痒，如慢性肛门湿疹、肛门癣、肛周神经性皮炎等。

本部分论述的肛门瘙痒症是肛门部最常见的一种由于局限性神经功能障碍造成的肛门部皮肤病，一般只限于肛门周围，但也有蔓延至会阴部、外阴或阴囊后方。自发性或原因不明的肛门瘙痒症不易治愈；有明显致病原因的继发性瘙痒症容易治疗。中医称之为"谷道痒""风痒"。

（二）肛门瘙痒症的病因病机

中医学认为本病的发生是与"风邪"密切相关。内因主要是机体素虚，阴虚血亏而致内风；外因主要是外感风、湿、热之邪。其是否发病与个体素质的差异有密切的关系。

现代医学认为痒觉是一种复杂的生理和心理反应，它的病因复杂。其真正的病因，至今尚未完全明了。一般与以下几个因素有关：①肛肠疾病导致肛腺液增多。②肛门周围皮肤汗腺、皮脂腺分泌异常。③粪便残渣积存于肛门皱褶。④内分泌疾患如糖尿病等。⑤摄入刺激性强或含有特异蛋白质的食物。⑥局部化学刺激如化纤内衣裤、化妆品、肥皂等物理、化学因素刺激后引起局部组胺、激肽和蛋白质分解酶等化学介质释放作用于皮肤感受器，从而产生瘙痒。

（三）肛门瘙痒症的诊断要点

①原发性皮肤损害，仅有顽固性肛门周围瘙痒的症状，时轻时重，搔抓后症状加重，并伴有灼痛。②可见继发性皮损如抓痕、出血、结痂、皮肤增厚、皱襞肥大、色素沉着或减退等。③根据长期且顽固的肛门瘙痒病史及上述临床症状，诊断即可成立。

（四）肛门瘙痒症的治疗

邓正明主任认为积极寻找有关原发病或全身性疾病，并消除发病原因，是本病的治疗关键。本病的对症治疗应以局部外治为主，根据不同的皮损情况选用不同的外用制剂局部外用、坐浴。必要时可采用手术治疗。全身治疗所用的各种药物如皮质类固醇激素、抗炎介质类制剂等均有明显的止痒作用。

1. 一般治疗

禁食刺激性强的食物和含特异蛋白质的食物，如醇酒、鱼虾等。避免搔抓、洗烫，忌用强碱肥皂和消毒液。养成良好的卫生习惯，便后用温水冲洗肛门，擦干后散布婴幼儿爽身粉保持肛门部经常性的干爽清洁。

2. 内治

本病应根据皮肤情况，结合全身症状，辨别虚实，实证宜疏风止痒、清热利湿，虚证宜养血润燥、息风止痒。

1）风热侵袭：肛门瘙痒伴灼热感，遇冷、热则痒更甚。口舌干苦，心烦易怒，大便秘结，尿短赤，肛周皮肤不潮湿，皮损不明显，瘙痒时作时休，舌尖红，苔薄黄或薄白，脉数略浮。治宜清热凉血、疏风止痒，方选消风散。

2）湿热阻滞：肛门瘙痒、渗出、潮湿，蔓延阴部、阴囊，局部皮肤常有破溃、出血，时重时轻，肛周皮肤粗糙，皱褶增厚，分泌物较多，可伴有口渴喜饮、饮不多，纳差，大便不爽，舌红，苔黄腻，脉弦滑。治宜清热利湿、祛风止痒，方选龙胆泻肝汤加减。

3）血虚风燥：肛门奇痒，皮肤干燥，弹性差，无光泽，皮肤皲裂如蛛网状，伴口干、消瘦、夜不能寐，舌红苔少，脉细数。治宜养血润燥、息风止痒，方选当归饮子加减。

3. 外治

外治应根据不同的皮损情况选用不同的外用制剂，主要应达到清凉止痒、润滑皮肤的目的。

1）坐浴熏洗：可选用苦参汤、硝矾洗剂等加减，煎汤熏洗患处。肛门熏洗后，可选用青黛散油膏、止痒散、一效散等直接涂于病变部位，可除湿、收敛、止痒。

2）药物局部治疗：可根据肛门部具体情况，选用粉散剂、洗剂、霜剂、油膏剂等剂型，如止痒散、爽肛散、8%樟脑粉、炉甘石洗剂、氧化锌油、青黛散油膏等，将其直接涂布于病变部位以达到除湿、收敛、止痒的目的。对仅有局部瘙痒而肛门皮肤正常者，以4%硼酸水清洗、冷敷肛门，每次约5分钟，冷敷后以干毛巾擦干局部后扑以婴幼儿爽身粉保持干燥。肛门皮肤粗糙肥厚及伴苔藓化损害者，多有合并感染，可清洗局部后用"百多邦软膏"与等量激素软膏（如地塞米松软膏、新氢松软膏等）混匀后涂抹患处，但需注意仅限短期使用，否则可能会引起皮肤萎缩。必要时可以在患处局部用一些表面麻醉剂涂抹，如苯唑卡因或利多卡因软膏等。如果是皮肤干燥引起的瘙痒，需用润肤剂如维E霜、橄榄油等涂抹。

3）注射治疗：在局麻下，用5号皮试细针头，将0.2%亚甲蓝溶液2ml、1%利多卡因注射液10~15ml的混合溶液在瘙痒区进行散在性点状注射。每处距离0.5cm，每处注射2~3滴，使其呈类"剠青"样。

4）物理疗法：可用紫外线、二氧化碳激光进行瘙痒区局部照射等，原则上以 10 次为 1 个疗程。

5）针灸疗法：在肛门局部取主穴，如长强、伏兔、会阴，再配穴如三阴交、血海、足三里等，每日 1 次，1 周为 1 个疗程。血虚风燥型可用梅花针点刺肛周皮肤，还可将维生素 B₁ 注射液 200mg、异丙嗪注射液 25mg 混合后，进行长强、会阴穴位封闭，有良好的止痒效果。

4. 手术治疗

经保守治疗 3 个月，肛门瘙痒未取得疗效的可考虑手术治疗。其术式有叶状皮肤切除术、皮肤切除缝合术、肛门瘙痒区皮下神经末梢离断术等。邓正明主任在临床上多采用肛门瘙痒区皮下神经末梢离断术。

其操作过程：患者取侧卧位，手术常规消毒、铺巾，局麻达效后，在瘙痒区外缘的左、右、前、后各做一个长约 1cm 的内侧端在肛门缘，外侧端在皱褶之外的放射状切口。然后从切口伸入中弯止血钳在切口之间的皮下仔细潜行分离，在皮下沟通各个切口。切口不缝合，切缘对合后即予加压固定包扎。本法疗效佳。

5. 预防与调护

①积极治疗肛门疾患如痔、瘘、裂、肛窦炎等。②积极治疗全身性慢性疾患如糖尿病、黄疸等。③避免局部刺激，宜穿棉质内裤。

（五）典型病例

林某，女，59 岁。2018 年 8 月 15 日初诊。患者以"反复肛门瘙痒不适 1 年"为主诉就诊。患者 1 年前出现肛门瘙痒，时有渗出，入夜尤甚，夜寐难安，遇热加剧，抓后流黄水，舌质红，苔薄黄腻，脉弦。肛门局部望诊：肛门外观尚正常，肛周皮肤色素减退，皮肤弹性下降，见多个浅表裂口。指诊：肛管内 5cm 范围未及明显异常肿物，指套未染有血迹。

诊断 肛门瘙痒症。

辨证 肝经郁热，挟湿下行。

治则 清热解毒，燥湿止痒。

处方 患者因惧服中药，故单纯使用外治法。选方：苦参汤加减。苦参 30g，土茯苓 30g，蛇床子 30g，花椒 8g，苍术 10g，贯众 15g，黄柏 15g，白鲜皮 15g，上药水煎后等温后坐浴 20 分钟，日行 1 剂。

二诊（14天后） 患者表示症状明显改善，原方去贯众，加补骨脂及麦冬各15g，治疗同上。

三诊（再14天后） 患者表示肛门已基本无瘙痒症状，守方再用7日以善后。

方解 方中苦参、蛇床子、黄柏、土茯苓皆清热燥湿，杀虫止痒；苍术燥湿健脾；补骨脂祛风燥湿；花椒杀虫止痒；麦冬清心除烦；白鲜皮清利湿热。

三、肛管直肠周围脓肿

（一）肛管直肠周围脓肿的概念

肛门直肠周围脓肿是指肛管直肠周围间隙发生急慢性感染而形成的脓肿，由于发生的部位不同，可有不同的名称，如肛门旁皮下脓肿、坐骨直肠间隙脓肿、骨盆直肠间隙脓肿，其特点是多发病急骤，疼痛剧烈，伴高热，破溃后多形成肛瘘，中医学称之为肛痈，不同的文献对本病也有不同的称谓，如脏毒、悬痈、坐马痈、跨马痈等。

（二）肛管直肠周围脓肿的病因病机

中医学认为本病的发生多因过食肥甘、辛辣、醇酒等物，湿热内生，下注大肠，蕴阻肛门；或因肛门破损染毒，致经络阻塞，气血凝滞而成。也有因肺、脾、肾亏损，湿热乘虚下注而成。

现代医学认为，本病系由于肛腺感染后炎症向肛管直肠周围间隙组织蔓延而成。

（三）肛管直肠周围脓肿的诊断要点

①肛门烧灼痛或跳痛，肛门周围有硬结或肿块，局部温度增高、压痛或有波动感，伴有不同程度发热、倦怠等全身症状。提肛肌以上的间隙脓肿，位置深隐，全身症状重，而局部症状轻；提肛肌以下的间隙脓肿，部位浅、局部红、肿、热、痛明显，而全身症状较轻，直肠指检可触及压痛性肿块，肛周穿刺可抽出脓液。②肛周超声检查可测及脓腔，血白细胞及中性粒细胞计数可有不同程度的增多，必要时辅助直肠腔内超声检查，CT或MRI检查发现病灶可以确诊。

（四）肛管直肠周围脓肿的治疗

肛门直肠周围脓肿的治疗以手术为主，注意预防肛瘘的形成。

1. 手术治疗

· 肛管直肠周围脓肿切开挂线术

1）适应证：适用于高位脓肿。

2）操作方法：常规麻醉满意后，于脓肿中心做放射状切口或弧形切口，用止血钳钝性分离组织间隔，充分引出脓汁，然后以食指分离脓腔间隔，冲洗脓腔，用球头探针自切口插入，沿脓腔底部轻柔而仔细地向肛内探查，同时以另一食指在肛内做引导，寻找内口。若未探通，在脓腔最高点、黏膜最薄处突出，挂以橡皮筋，一端从脓腔穿出，另一端从肛内穿出，再将橡皮筋两端合拢，使其松紧适宜后，结扎固定。若脓肿范围较大，可行 2 个以上切口，分别放置橡皮片引流。修剪创缘，查无活动出血点，将凡士林纱条嵌入创道，丁字带加压固定包扎，术终。

· 肛管直肠周围脓肿切开引流术

1）适应证：适用于低位脓肿。

2）操作方法：常规麻醉满意后，于脓肿中心做放射状切口或弧形切口，用止血钳钝性分离组织间隔，充分引出脓汁，然后以食指分离脓腔间隔，冲洗脓腔，放置纱条引流。修剪创缘，查无活动出血点，将凡士林纱条嵌入创道，丁字带加压固定，包扎术终。

· 术后处理

1）术后每日熏洗坐浴 2 次，或在每次排便后进行熏洗坐浴。

2）创面每日换药 1~2 次。

3）围手术期可根据患者病情选用合理抗菌药物。

4）根据病情及临床实际，可选用肛肠综合治疗仪、超声雾化熏洗仪、熏蒸床（坐式）、智能肛周熏洗仪等。

2. 内治

本病根据辨证选择口服中药汤剂、中成药。

· 中药汤剂

（1）**火毒蕴结证** 肛门周围突然肿痛，持续加剧，伴有恶寒、发热、便秘、溲赤。肛周红肿，触痛明显，质硬，皮肤焮热。舌红，苔薄黄，脉数。

治法：清热泻火解毒。

推荐方药：仙方活命饮加减，药用白芷、贝母、防风、赤芍药、当归尾、甘草节、皂角刺（炒）、穿山甲（炙）、天花粉、乳香、没药、金银花、陈皮。

（2）**热毒炽盛证** 肛周肿痛剧烈，持续数日，痛如鸡啄，难以入寐，伴恶寒发热，口干便秘，小便困难。肛周红肿，按之有波动感或穿刺有脓。舌红，苔黄，脉弦滑。

治法：清热败毒透脓。

推荐方药：邓氏透脓解毒汤，药用金银花、黄芩、连翘、白芷、紫花地丁、浙贝母、牛蒡子、半枝莲、黄芪、穿山甲（炒末）、川芎、当归、皂角刺。

（3）**阴虚毒恋证** 肛周肿痛，皮色暗红，成脓时间长，溃后脓出稀薄，疮口难敛，伴有午后潮热、心烦口干、盗汗。舌红，苔少，脉细数。

治法：养阴清热解毒。

推荐方药：青蒿鳖甲汤加减，药用青蒿、鳖甲、生地黄、知母、丹皮。

·中成药

（1）**栓剂纳肛** 可选用马应龙麝香痔疮栓、肛泰栓、痔疮宁栓、普济痔疮栓等。

（2）**中药膏剂外用** 可选用马应龙麝香痔疮膏、龙珠软膏、肛泰软膏等。

·护理

肛管直肠周围脓肿多采用辨证护理、情志护理、饮食护理。

（1）**辨证护理** 肛管周围脓肿患者的体质多属阴虚、偏热，在整体护理中，应首先考虑这个因素。安排病床时应注意病房的朝向，衣被适当减少。要注意采用中西医结合护理为主的护理措施，要结合患者疾病本身变化、情绪不调、饮食不节、调护不当等因素对健康的影响综合考虑。

（2）**情志护理** 由于肛管周围脓肿患者大多数是以局部疼痛为主要症状入院，同时又伴有发热等症状，所以易产生烦躁、焦虑不安等紧张情绪。因而要求护理人员做好身、心两方面的护理工作，减轻患者对医院的陌生感，增强其战胜疾病的信心。同时还应对患者的社会背景、文化层次、组织结构、家族内部情况及其患者本人的性格等加以了解，开展全方位的护理。

（3）**饮食护理** 饮食对肛管周围脓肿的治疗、康复起着极为重要的作用。医生应嘱患者忌烟酒，勿食辛辣刺激性食物，宜进营养丰富、清淡、少渣、易消化的饮食，多食蔬菜、瓜果，预防便秘。嘱其不能过度劳累，应配合服用润肠通便中药，使身体尽早康复。

（五）典型病例

林某某，男，49岁。2018年3月15日初诊。患者诉3日前出现肛门肿胀疼痛持续加重，痛至难眠，活动受限，无发热，大便未行，脉滑数，舌质暗红，苔黄腻。肛门局部检查：截石位9点距肛门3cm见约3cm×3cm皮下肿物，局部红肿，中心无明显波动感。

诊断 肛管周围脓肿（肛痈）。

辨证 热毒壅聚。

治则 清热解毒，消肿止痛。

处方 邓氏透脓解毒汤加减，药用金银花30g、连翘15g、黄芩10g、川芎10g、当归尾10g、白芷10g、皂角刺10g、黄芩10g、浙贝母10g、牛蒡子10g。配方3剂，水煎内服，每日1剂。

二诊 服上方3剂后，肛管周围脓肿破溃，流出黄色脓液，肿痛症减，减皂角刺、大黄，继服5剂。

三诊 脓液减少，予五味消毒饮汤水煎坐浴，每日2次；金黄膏外敷；肛管周围脓肿破溃后适当扩口，口内填紫草黄连膏纱条引流。半个月后外口闭合。

方解 金银花、连翘清热解毒，为疮疡之要药；白芷疏散外邪，使热毒从外透解；当归尾、川芎活血散瘀止痛；浙贝母、牛蒡子清热散结；皂角刺活血通络，透脓溃坚；加上清热解毒的五味消毒饮及金黄膏诸药合用，使热毒消解，气血畅通，则肿消痛止。

四、肛裂

（一）肛裂的概念

肛裂是指肛管的皮肤全层纵行裂开并形成感染性溃疡。本病好发于青壮年，女性多于男性，肛裂的部位一般在肛门前后正中位，尤以后位多见，位于前正中线的肛裂多见于女性。临床上以肛门周期性疼痛、出血、便秘为主要特点。

中医将本病称为"钩肠痔""裂痔"等。

（二）肛裂的病因病机

中医学认为本病的发生多因患者阴虚津乏，或热结肠燥而致大便秘结，排便努责，而使肛门皮肤裂伤，然后染毒而逐渐形成慢性溃疡。正如《医宗金鉴》说："肛门围绕，折纹破裂，便结者，火燥也。"

现代医学认为，肛裂的形成与解剖因素以及局部损伤、慢性感染、内括约肌痉挛等因素有关。

（三）肛裂的诊断要点

①排便时呈典型的周期性疼痛，便后数分钟后可缓解，随后再次发生疼痛可达数小时后缓解，常有便秘及少量便血。好发于肛门前后正中部位。②初期肛裂肛管皮肤浅表纵裂，创缘整齐、基底新鲜、色红，触痛明显，创面富于弹性；陈旧期肛裂创缘不规则，增厚，弹性差，溃疡基底呈紫红色或有脓性分泌物，上端邻近肛窦处肛乳头肥大；创缘下端有哨兵痔，或有皮下瘘管形成。

（四）肛裂的治疗

早期肛裂可采用保守治疗，陈旧性肛裂多需采用手术治疗。在治疗过程中，应注意防止便秘，解除括约肌痉挛以中断恶性循环，促使肛裂愈合。

1. 手术治疗

· 扩肛法

1）适应证：适用于早期肛裂，无结缔组织外痔、肛乳头肥大等合并症者。

2）操作方法：患者取侧卧位，在局部麻醉下，术者戴橡皮手套，并将双手食指和中指涂上润滑剂，先用右手食指插入肛内，再插入左手食指，两手腕部交叉，两手食指掌侧向外侧扩张肛管，以后逐渐伸入两中指，持续扩张肛管3~4分钟，使肛管内外括约肌松弛，术后即可止痛。肛裂创面经扩大并开放、引流通畅，创面很快愈合。手术中注意勿用暴力快速扩张肛管，以免撕裂黏膜和皮肤。术后，每天便后用1：4000高锰酸钾溶液坐浴。

· 肛裂切除暨内括约肌下缘松解术

1）适应证：慢性期肛裂。

2）操作方法：患者取截石位，骶麻或局麻后常规消毒，在距肛门后位距肛缘约1.5cm的5点或7点处做一棱形切口，食指伸入肛内触到括约肌间沟部位，持弯钳自切口进入，沿皮下进到括约肌间沟部肛管皮下，在食指引导下，挑起切断部分内括约肌，指诊肛门松弛，括约肌间沟上方可扪及明显裂隙即可；肛裂部分行病灶切除暴露新鲜创面；加压包扎，术毕。

· 术后处理

1）术后每日熏洗坐浴2次，或在每次排便后进行熏洗坐浴。

2）创面每日换药1~2次。

3）围手术期可根据患者病情选用合理抗菌药物。

4）根据病情及临床实际，可选用肛肠综合治疗仪、超声雾化熏洗仪、熏蒸床（坐式）、智能肛周熏洗仪等。

2. 内治

肛裂应根据辨证选择口服中药汤剂、中成药。

· 中药汤剂

（1）**血热肠燥证** 大便2~3日一行，质干硬，便时肛门疼痛，便时滴血或手纸染血，裂口色红，腹部胀满，溲黄。舌偏红，脉弦数。

治法：清热润肠通便。

推荐方药：黄芩、黄柏、生地黄、生石膏、延胡索、地榆炭、槐花炭、三七粉、生大黄（后下）。

（2）**阴虚津亏证** 大便干结，数日一行，便时疼痛点滴下血，裂口深红。口干咽燥，五心烦热。舌红，苔少或无苔，脉细数。

治法：凉血养血，增液通便。

推荐方药：知母、黄柏、玄参、生地黄、麦冬、白芍、当归、阿胶（烊）、桃仁、红花、熟地黄、川芎、延胡索。

（3）**气滞血瘀证** 肛门刺痛明显，便时便后尤甚。肛门紧缩，裂口色紫暗，舌紫黯，脉弦或涩。

治法：行气活血，润肠通便。

推荐方药：当归、椰片、厚朴、决明子、桃仁、红花、麻仁、瓜蒌仁、郁李仁、陈皮、延胡索。

· 中成药

（1）**栓剂纳肛**　可选用马应龙麝香痔疮栓、普济痔疮栓、肛泰栓等。

（2）**中药膏剂外用**　肛泰软膏、龙珠软膏、马应龙麝香痔疮膏等。

· 邓氏紫草黄连膏

紫草 31g、黄连 21g、当归 62g、生地黄 62g、黄柏 21g、白芷 10g、姜黄 10g、麻油 500g，浸泡 1 周后小火煎至药枯后去渣，加入白凡士林 1500g、青黛粉 60g 搅匀收膏贮存备用。

功能：润肤凉血，止痛生肌。

· 中药熏洗——邓氏洗剂

五倍子 10g、芒硝 20g、荆芥 10g、苦参 20g、黄柏 10g、马齿苋 20g、金银花 10g、野菊花 10g。

3. 预防与调摄

1）养成良好的排便习惯，及时治疗便秘。

2）饮食中应多含蔬菜水果，防止大便干燥，避免粗硬粪便擦伤肛门。

3）注意肛门清洁，避免感染。肛裂发生后宜及早治疗，防止继发其他肛门疾病。

（五）典型病例

黄某某，男，36 岁。2018 年 12 月 15 日初诊。患者近 3 日来，因大便干结，排便努挣，便后肛门疼痛剧烈，常持续 3 小时以上方才缓解，伴便后出血，色鲜红，量少，舌质红，苔黄且根部黄腻，脉弦数。检查：肛门后侧正中见一梭形溃疡，约 1.0cm × 0.15cm，肛内指诊因肛门疼痛未查。

　　诊断　钩肠痔。

　　辨证　湿热下注，血热肠燥。

　　治则　清热利湿，润燥通便。

　　处方　方选止痛如神汤加减，药用秦艽 15g、桃仁 15g、泽泻 15g、苍术

10g、防风 10g、火麻仁 10g、枳实 10g、黄柏 6g、当归尾 5g、槟榔各 5g、熟大黄 30g。配方 7 剂，上药煎服，每日 1 剂。

二诊 肛门胀痛明显减轻，大便正常，然仍遗有溃疡面，上方熟大黄减为 15g，去麻仁。配方 14 剂，上药煎服，每日 1 剂，续服 1 周。

三诊 诸症消失，溃疡面亦已愈合。后随访未复发。

方解 熟大黄为主药泻火解毒，活血化瘀；辅以黄柏清热燥湿，归尾、秦艽养血祛风，苍术、防风、泽泻、槟榔祛风利湿，降气止痛，桃仁活血化瘀，麻仁、枳实润肠通便。诸药合用，共奏清热利湿、活血祛风、降气止痛之效。

五、肛门病术后常见并发症

肛门病的治疗方法很多，有内服、熏洗、外敷、针刺、按摩、物理治疗、生物反馈、手术等诸多手段。手术治疗是当今肛门病治疗的一个重要手段。由于肛门所处位置的特殊，是人体特定的一个污染区域，由于手术或术后处置不当、感染等都会造成术后并发症的产生。肛门病术后的并发症很多，本部分就临床上肛门病术后常见的 5 种并发症，浅谈他们产生的原因及防治体会。

（一）术后出血

术后出血是肛门病术后最麻烦或最不愉快的并发症。文献记载其发生率可达 3.3%~6.7%。肛门病术后出血的概念应指不进行处理无法止血者，或术后大便时排出较多的鲜红色或紫红色血液或血块，甚至出现出血性休克症状者。对于术后出血，从事肛肠科专业的同道，都有令人苦恼的经验和体会。由于肛门直肠有丰富的血管和密集的静脉丛，因此它既有较强的抵抗感染的能力，也潜藏着容易出血的因素。

1. 分类

由于肛门直肠是"藏污纳垢"之处，直肠内存在着各种细菌，其本身就是一种潜在的感染因素。若身体抵抗力降低，或局部组织有炎症、创伤，或遇到毒力较强的细菌感染，使凝血栓子分解，导致结扎的组织或血管壁坏死后，即可能引起术后继发出血。根据出血的时间、性质、出血量的多少，术后继发出血可分为以下几类。

1）按出血的时间可分为即时性出血和继发性出血。即时性出血发生于术后当天，主要因术中止血不彻底，如结扎不紧、结扎滑脱等引起，这与手术操作有关，临床上一般少见。继发性出血多发生于术后 1~2 周，出血区多不平坦，创面周边突起，黏膜游离。其多由于炎症感染引起。

2）按出血的性质可分为显性出血和隐性出血。显性者，出血后血液就向肛门外流出，容易发现，多为齿线以下的开放创面，一般出血量不至于太多。隐性者，出血多为齿线以上的闭合创面，因肛门括约肌收缩，出血后血液不能或不易流出，向上返流入肠腔。初始时因出血量少及患者自身的代偿作用，患者可没有任何感觉，但随着出血量的逐渐增多，患者可感觉到下腹部胀满不适，肠蠕动增强有便意感及肛门灼热感。一旦积血达到一定程度，患者无法控制时，肠内积血迅速排出，此时患者面色苍白，冷汗淋沥，脉搏数而细弱，血压迅速下降，甚至出现休克。排出的血液多呈紫暗色，并间杂大量血块。隐性出血在初期时常常易于忽略而未能及时处置，常使病情由轻转重，因此临床上必须密切观察病情变化，及时发现，及时治疗，以免给患者造成身心上的严重损失。

3）按出血量的多少可分为大量、中量或少量出血。中量、大量出血多为继发性隐性出血。病情较重者可出现休克。即时性出血也有大量、中量的，因此临床医师遇到出血患者无论其为大量、中量、小量出血都应该做到及时发现、及时处理。

2. 原因

肛门病术后出血的原因很多，临床上以手术部位的局部因素为主，较常见的有以下几种情况。

·即发性出血

即发性出血常发生于手术后当天，其主要原因有以下两点。

1）手术操作不熟练，麻醉不全，肛门松弛欠佳，手术视野暴露不充分，术中止血不彻底，出血点结扎不牢固，或因手术时痔体残端保留过少，术后活动过度造成结扎线松动滑脱。

2）手术范围广，创面大，损伤到深部组织，术中小血管暂时收缩，以致出血不明显而被忽略，或术后创面压迫固定未固牢等。

·继发性出血

继发性出血常发生于术后 1~2 周，其主要原因有以下几个。

1）内痔结扎时，缝合贯穿过深，伤及肌层血管，当痔核坏死脱落时，深部创面的血管闭塞不全而发生出血情况。

2）硬化剂药量浓度太高或进针过深、过高，药液分布不均，过于集中，致使腐蚀肌层血管，以至于发生出血情况。

3）术后伤口继发感染，致使下方栓塞血管的血栓分解脱落，或血管壁坏死而引起出血。

4）在术后痔核坏死脱落及创面修复期间，因剧烈活动或大便干燥，排便用力过猛，使创面受损而引起出血。

5）术后饮酒及食用辛辣刺激性食物，或腹泻引起肠黏膜充血、炎症，影响创面修复而造成出血。

6）术时钳夹过深过高，损伤组织过多，或各切口间没留有适当的黏膜桥，使创面融合增大，造成出血。

7）凝血酶原减低、高血压、肝硬化、动脉硬化及有其他出血性素质的患者可能在术后有出血情况。

3. 处理

手术缝扎止血，是处置术后出血比较可靠的方法，准确地找出出血点是关键。

显性出血，由于出血灶多在齿线以下的开放部位，容易及时诊断和处理。

隐性出血的主要临床表现为肛门有显著的坠迫感、便意急迫、腹痛、肠鸣、下腹部不适，甚至伴有头晕、恶心、冷汗等虚脱症状，从肛门流出或大便时排出大量紫红色血块或鲜血。处置隐性出血的首要措施是补充血容量及抗休克，有条件的单位最理想的是输全血。但由于配血需要一定时间，因此可先输液扩容，以后再输全血。如患者情绪紧张，可以用些镇静剂，如地西泮、苯巴比妥之类，并做好思想安慰工作。接着进行第二步骤：在直视下止血，麻醉以腰硬联合麻醉为首选，无条件者亦可用局麻，力求肛门松弛良好。肛门镜检查是寻找出血灶的最佳方法，插入肛门镜后用0.1%苯扎溴铵溶液或碘伏稀溶液冲洗，尽量清除肠腔内积血，并用干纱布球吸干残余血，缓缓退出肛门镜，边退、边擦、边看，出血点不难找出，重点检查部位是在齿线上方1~3cm处的膀胱截石位3、7、11点位置。发现出血点后，可在出血点及其远、近端各间断缝扎一针。如出血点处已有血栓块形成，也要进行缝扎为妥，缝扎时应尽量避免钳夹，实在找不到出血点时可缝扎有出血可能的创面。止血完毕时，肛管内可置入缠绕有凡士林纱布条的 16 号导尿管，以便观察有否继续出血，及用以排气。

应当指出，在处理术后继发出血时，除局部止血措施及应用止血药物外，还需注重抗感染这一重要环节。按笔者的体会，在肛门直肠这个特定区域，除手术不当的因素外，"有血必有炎，止血必消炎"，抗感染以头孢类加甲硝唑联合应用为首选，局部药物压迫止血、气囊压迫止血等措施，止血效果不太可靠。

只有在确实无法找到出血点或弥漫性渗血、创面过大、组织脆弱无法缝扎时，可在创面上方正常黏膜下注射肾上腺素盐水（1：10000）或消痔灵溶液（1：2）这一类的硬化剂，之后用止血散、明胶海绵、敷帖创面后再加用气囊或食管—胃三腔管，注入注射用水后向下牵拉，以压迫止血，并适当使用止血药物。

继发术后出血的患者，经相应处置后应卧床休息，术后采用全流质无渣饮食，控制大便 3 日，3 日后方可排便。头几次排便时会有残留陈旧淤血排出，2~3 日后会排尽，在局部止血处置后，应使用抗感染药物 5~7 日，并保持大便软畅直至创面完全修复。

4. 预防

1）术前应详细地询问病史，比较全面地进行各项必要的检查，有出血性疾病的应进行治疗，等恢复正常时再进行手术。

2）认真选择手术适应证，严格遵循各种手术疗法的操作规程，提高手术技巧，术中止血完善。

3）围手术期应常规使用能抑制肠源性细菌感染的药物，严密观察病情，如：患者诉说有里急后重及窘迫感时，多为肠管内炎症存在的表现，此时应及时选用合理的抗生素以控制感染。术后患者诉有便暗黑色血时，应及时嘱患者卧床休息并加用抗感染及止血药物。

4）在整个治疗过程中应避免患者剧烈活动，确保其大便通畅。

（二）术后肛周水肿

肛门病手术后肛周水肿以混合痔手术后较为常见，其他肛门病手术后少见发生。术后肛门周围水肿，不仅使患者有坠胀、疼痛感，

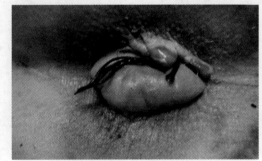

图 3-29　术后肛周水肿

还可导致结缔组织增生。

1. 原因

术后肛周水肿的原因非常复杂。由于在解剖上，齿线上、下方的淋巴管是沟通的，且肛门皮下组织疏松，由于手术使创缘局部原有的静脉、淋巴循环通路被破坏，这个部位的血流、淋巴回流障碍，组织液滞留形成水肿。临床上常见的有以下几种原因。

1）开放式混合痔外剥内扎术中，静脉丛剥离不彻底，外引流不畅，或在闭合式外剥内扎术中皮肤对合不良，影响了血液与淋巴回流。

2）环状内痔一次性结扎，未作减压切口，影响了血液与淋巴回流，甚或形成血栓，更加剧了水肿的程度。

3）内痔硬化剂注射或结扎后脱出嵌顿，引起肛门括约肌痉挛收缩，导致淋巴与血液回流障碍。

4）术后便秘或粪团嵌塞，排便时的强力努责使腹压增加及粪块的嵌塞、压迫，影响了肛门周围血液、淋巴回流。

5）术后局部感染、炎症导致肛门皮下组织渗出液增加，再加上引流不畅而发生肿胀。

2. 处理

1）局部处置：局部用高渗生理盐水或 50% 硫酸镁溶液纱布外敷，亦可用如意金黄散加 50% 硫酸镁溶液调成泥状敷抹，并配合微波或超短波理疗。形成血栓者应及时取出血栓块。

2）全身治疗：选用地奥司明或中药乙字汤内服，有感染者应加用抗生素。

3. 预防

1）手术中应尽量避免钳夹创缘的健康组织，减少组织的损伤。

2）减压引流切口内的静脉丛剥除要彻底，两个切口之间皮桥下的静脉丛亦应尽力剥除或剪破，对于明显松弛的皮桥，可采用皮桥缩短术，术毕加压包扎，以加速重建新的循环通路。

3）内痔结扎、内痔注射疗法均应在齿线上方 0.5cm 以上部位施行。

4）应进行较为充分的减压引流切口，并切断外括约肌皮下层，以解除或减轻括约肌的痉缩。

（三）术后尿潴留

术后尿潴留亦是肛门病术后常见的并发症之一，多发生于术后当天，亦有持续数日者。据文献报道，其发生率从0~70%不等，平均为32%，邓正明主任统计了近年来肛门病术后并发尿潴留的62例患者，结果如下。

1. 原因

1）因术后肛门疼痛，或因直肠内填塞敷料，甚或注射药物，结扎线头的异物刺激，或患者因恐惧手术而思想过度紧张，反射性地引起膀胱外括约肌痉挛，或通过中枢反射令膀胱逼尿肌及尿道内口相互作用失调，尿道内括约肌痉挛而导致尿潴留的45例，占72.58%。

2）因前列腺良性肥大及年老体弱，逼尿肌松弛无力，在肿大的前列腺腺体压迫的基础上，再加上肛门部手术后种种原因的刺激而引起尿潴留的11例，占17.74%。

3）因膀胱颈梗阻综合征，在原有机械性不全梗阻的基础上，再加上肛门部手术后种种原因的刺激而引起尿潴留的4例，占6.45%。

4）因腰麻后，马尾传导神经发生一过性兴奋障碍而导致术后尿潴留的2例，占3.23%。

可见，引起肛门病术后尿潴留的原因比较多，而这几种原因又往往互相渗透，因此必须抓住其主要矛盾予以处置。

2. 处理

临床上处置尿潴留的原则除做好患者的思想安慰工作，解除顾虑，消除紧张情绪外，还要针对其主要的产生原因予以处置。

1）因填塞敷料太多及疼痛引起尿潴留的应取出肛管内填塞的敷料，用0.5%利多卡因进行长强穴位封闭，并配合针刺中极、关元、气海、三阴交，内服哈乐或特拉唑嗪，或下腹部热敷、微波照射、流水诱导法、中药治疗等。

2）因前列腺肥大及年老体弱平滑肌收缩无力而引起尿潴留的，除将长强穴用0.5%利多卡因封闭外，还应针刺足三里、阴陵泉透阳陵泉，并配合口服坦索罗辛、普乐安片、三金片或中药益气利尿汤等。

3）因膀胱颈梗阻综合征，或因腰麻后导致尿潴留者宜采用导尿管，持续导尿24小时以上，必要时可持续1周。但在持续导尿期间应给予泌尿道抑菌药如复方新诺明、氟哌酸类以预防泌尿道感染。

4）在肛门病手术后并发尿潴留的患者中，经采用各种保守治疗方法无效时，导尿治疗多可获效。导尿时除在导尿管外壁涂抹无菌液体石蜡外，男性病例在插入导尿管 3~5cm 后，可向管腔内注入 1~2ml 的无菌液体石蜡使尿道润滑，同时把阴茎体推向腹侧，使导尿管更易于插入；如果遇到阻力则是由于膀胱颈括约肌挛缩较紧，不可强行插入。此时可向导尿管内注入 2~3ml 的 0.1% 利多卡因，稍等片刻即可顺利插入。导尿时，不宜一次排空，排出量以不超过 1000ml 为宜，以免膀胱黏膜急剧充血。必要时也可以留置导尿管，每隔 3~4 小时排放一次。因尿道狭窄或前列腺肥大经上述方法确实无法插入导尿管者，可行耻骨上膀胱穿刺排尿，以暂时应急，事后应请泌尿专科会诊。

3. 预防

1）由于肛门和尿道括约肌受骶 2~4 神经支配，当麻醉不充分时，可引起肛门括约肌痉挛，反射性地引起膀胱括约肌痉挛而引起排尿障碍造成尿潴留。一般来说，硬膜外麻醉和腰麻的术后尿潴留发生率高于骶麻和局麻，此外，麻醉药物的剂量对术后尿潴留也有很大关系。

2）注意手术操作技巧，操作时尽量轻柔细致，避免对组织的过度牵拉、挤压、捻挫，以防造成局部组织损伤过多；术中止血要充分，尽量减少术后填塞的敷料体积与数量。

3）术后应限制输液速度及输入量，以防止在麻醉消失前，膀胱过早、过快充盈，收缩无力而导致尿潴留。

4）详细询问病史，对于有夜尿频及平时有排尿障碍病史的患者术前要详细进行泌尿系统的检查。患有前列腺良性肥大症的患者，应在手术前后一周选用乙烯雌酚、普乐安片、维生素 E 等药物，手术当天选用坦索罗辛或特拉唑嗪。患有膀胱颈梗阻综合征及其他泌尿疾患（如膀胱结石、息肉、尿道炎或尿道狭窄）的患者应在术前先请泌尿专科会诊治疗，达到排尿通畅时再行肛门病手术。

（四）肛门病术后创口愈合迟缓

创口愈合迟缓，系指手术后创面不能在预期的时间段内顺利修复，而遗留之创面缠绵难愈。这也是肛肠医师临床上一个虽不多见但偶尔有之便颇为棘手的问题。它既可能由全身性因素引起，又可能由局部因素引起，亦可由两种因素兼而引起。

1. 原因

（1）**全身因素** 常见的如贫血与营养不良造成的低蛋白血症、糖尿病、尿毒症、肝硬化及年老体衰患者，蛋白代谢降低，蛋白合成代谢缓慢；长期应用皮质类固醇药物抑制了吞噬细胞功能和蛋白合成使创口愈合缓慢。

（2）**局部因素** 与手术操作技术、术后创面护理密切相关。具体原因有以下几类。

1）手术操作粗糙、赘皮残留过多，坏死组织清除不彻底，异物存留或有较大血肿，影响了创口引流，为创面的感染提供了机会，一旦并发感染，就会干扰吞噬细胞合成纤维细胞的活动，阻碍毛细血管的新生。

2）切口设计不合理，切除组织过多，使创面张力加大，修复困难。

3）术后过早或频繁活动，大便长期干结，使局部创口持续经受外界的机械刺激，修复缓慢。

4）换药不当，在创口使用刺激性药物、换药过勤等使创口受到不适宜的刺激；或长期使用油质药物敷贴，造成肉芽组织水肿或过度生长、创面引流不畅、并发肛门湿疹等使创口不断受到分泌物的刺激而愈合缓慢；或切除组织后太多或太早使用粉散剂，致使肉芽组织老化，创面修复缓慢。

2. 处理

1）由全身因素引起创口愈合迟缓者应针对其引起的原因进行全身性治疗，如控制糖尿病、纠正低蛋白血症、改善营养状态、进行全身性营养支持、纠正贫血等措施。

2）由局部因素引起的创口愈合迟缓，可针对其产生的原因予以处置。如赘皮残留过多、坏死组织清除不彻底的应及时予以修剪，清除存留的异物及血肿块；有感染征兆者及时给予合理的抗生素；切口引流不畅者，可扩创引流，但应注意不可切除太多的组织。换药时应选用合适的刺激性低的药物。肉芽水肿可用高渗生理盐水换药，或撒布平胬丹；如肉芽老化，则可予以搔刮造成新的创面以促进修复。由于组织损伤太多创面实在难以愈合者，可进行清创植皮。

3. 预防

1）肛门病术后的创面修复与身体状况密切相关，因此对体质虚弱、营养不良、患有严重的全身性疾病患者及长期使用皮质类固醇的患者，除急诊外，不宜马上进行手术，应待全身状况好转后再考虑手术治疗。

2）手术时应严格遵守无菌操作原则，合理设计手术切口，尽量减少组织的损伤，结扎线应留长线头并暴露清楚，以便术后及时清除，不致埋入组织内。

3）术后坐浴水温不宜过高，熏洗时间不宜过长，否则会影响创口愈合，换药时动作应轻柔，引流片大小及效量位置要恰当，以保证创面引流通畅。发现肉芽增高或老化时应及时予以处置。

（五）肛门病术后便秘

肛门病术后便秘，在临床上亦是常常可以遇见的，除患者原先有排便障碍（慢性便秘）病史外，局部创伤及线头的刺激、心理因素、膳食因素等都会使患者便意减弱，其产生因素很多。

1. 原因

1）因肛门部手术的创伤疼痛，患者在心理上惧怕排便，以致粪便在直肠内储留时间过长，水分被吸收形成硬便，或因术后疼痛造成括约肌反射性痉挛，导致排便困难。

2）因采用腰麻作为麻醉手段，造成括约肌长时间的麻痹，引起排便反射减弱。

3）卧床过久或活动过少，便肠蠕动减弱导致便秘。

4）原先有排便障碍病史的患者也容易在术后便秘。

2. 处理

术后便秘在临床上应针对不同的原因予以处置。如便团嵌塞则应遵循急则治标的原则，将戴上手套并涂有润滑油的食指伸入直肠捣碎粪团，再予以清洁灌肠或选用藻酸双酯钠片、开塞露灌肠让粪团排出；同时，可配合应用润肠药物，如聚乙二醇4000散、比沙可啶肠溶片、大黄苏打片、麻仁丸之类或采用中医辨证治疗。如有排便障碍病史的患者除以上的应急处置外，还应根据其不同的病症予以辨证施治。

3. 预防

抚慰患者，消除患者术后惧便心理，使其走出肛门病术后太早排便会引起创口感染的误区；鼓励患者早期下床活动；鼓励患者多进食蔬菜、瓜果、粗粮等富含膳食纤维的食品；鼓励患者在就医期间养成每日定时排便的习惯。有排便障碍病史的患者在术前及整个疗程中应特别注意根据他们的不同证型，选用合理的药物以预防术后便秘的产生。

　　肛门病术后并发症很多，除上述常见的这5种并发症外，还有疼痛、感染（败血症）、直肠穿孔、前列腺损伤、性功能障碍、过敏反应等。要降低肛门病术后并发症产生的最有效办法是术前应详细询问病史，严格掌握手术适应证，注意规范手术程序及无菌操作，提高手术技巧，做到手术操作轻柔、动作规范准确。

第四章　邓正明主任学术传承

　　名老中医学术传承工作是延续中医传统理论与促进方法发展的重点，是传承与发展中医药的大计，既有前人智慧，又有原创性发展。名老中医是新旧时代中医的桥梁，是联系传统和实现中医发展的灵魂，是中华医药的瑰宝。

　　对于名老中医学术思想的传承，主要体现在"学"和"术"这两个方面。"学"不单指的是诊治疾病的临床经验，而是针对研究对象本身的概念、原理、法则等具有指导意义的普遍理论，如国医大师邓铁涛的"十纲辨证"、国医大师刘祖贻从"脑髓阳生阴长"论治脑损伤后神经功能缺损等。"术"应指的是名老中医独特的临床经验及在实践中积累的诊疗技术手法等，如国医大师石学敏创立的"醒脑开窍针刺法"（其以内关、水沟、三阴交为主穴，辅以极泉、尺泽、委中疏通经络）。对于名老中医的传承内容，应充分体现"学"与"术"这两个大方面，将学术思想、临床经验及技术手法作为传承的主要核心点，兼顾学术流派的传承、民间经验方和专长绝技的传承等多个方面，以此汇聚成中医药的学术宝库，薪火相传。

第一节　传承人柯敏辉跟师体会

　　自 2005 年接受硕士研究生教育起，我开始逐渐接触中医肛肠学科。在这期间，我有幸接受多位老师的指导，其中包括目前的指导老师邓正明主任。自 2018 年起我正式成为全国第六批老中医药专家邓正明学术经验继承人。

　　在邓正明主任及硕士生导师石荣主任的精心栽培下，自 2010 年起我以脱肛病（直肠黏膜内脱垂）为主线，分别立项福建中医药大学校管课题及福建省卫生厅青年基金、福建省自然科学基金面上项目、福建省科技厅引导性项目、国家自然科学基金面上项目等课题各 1 项，以期更加深入理解名老中医的"学"与"术"。研究课题具体信息如下："消痔灵注射辅以中药熏洗治疗脱肛病的临床研究"（福建省卫生厅青年基金，2010~2012年）、"基于'筋脉横解，肠澼为痔'理论研究兔直肠黏膜内脱垂的发生机制"（福建省自然科学基金面上项目，2015年~2018年）、"基于有限元研究消痔灵注射治疗IRP型排便困难的机制"（国家自然科学基金面上项目，2018年1月~2021年12月）、"改良消痔灵注射术治疗直肠内脱垂的临床研究"（福建省科技厅引导性项目，2019年7月~2022年6月）、"邓正明老中医治疗混合痔的学术经验传承及研究"（福建中医药大学校管课题，2020年1月~2021年12月）。

接下来我将分别从动物实验、临床研究这两个不同方面，论述邓正明主任学术经验的传承。

一、动物实验

（一）研究对象的选择

20世纪70年代，邓正明主任开始运用兔进行动物实验研究。参考邓正明主任的研究，结合本人所在科室的临床实际情况，我的研究病种选定为脱肛病（直肠内脱垂）。

综合动物的价格、外观、饲养成本等各方面考虑，适合进行肛门直肠研究的动物为兔和大鼠，但大鼠的肛门较兔小，兔更适合研究（如图4-1、图4-2所示）。

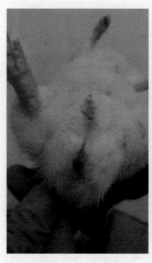
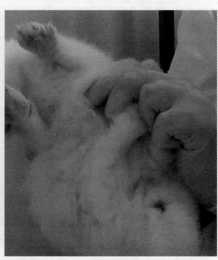

图4-1　大鼠　　　　　　　　图4-2　兔

　　从解剖上看，兔的大肠由盲肠、升结肠、横结肠、降结肠、直肠、肛门等部分组成，具有结肠袋、结肠带等与人体相似的结构，具有吸收水分，分泌黏液，使食物残渣形成粪便排出体外的功能（如图4-3所示）。特别需要指出的是其肛门直肠周围结构与人体相近，肛门直肠以齿线为分界，齿线以下的组织为皮肤，齿线以上的组织为黏膜，肛门直肠周围以肌肉环绕，具有收缩与舒张肛门的功能，在排便时会引起肛门直肠角度的改变（如图4-4、图4-5所示）。其具有与人体相近的肛门直肠周围间隙，间隙由脂肪组织填充（如图4-6所示）。上述的解剖结构与功能，使兔具备进行动物研究的基础条件（如图4-7至图4-9所示）。

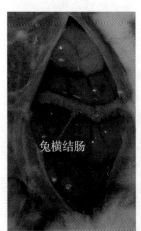
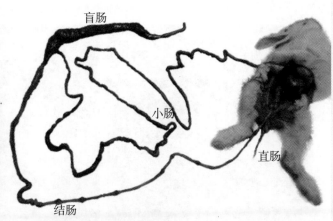

图4-3　兔肠道大体解剖

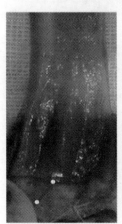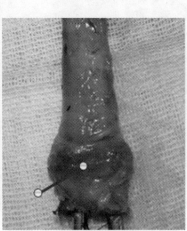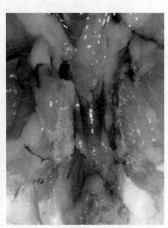

图4-4　齿线　　　图4-5　肛门直肠周围肌肉　　　图4-6　兔肛门直肠周围间隙

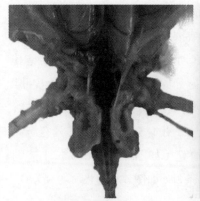

图 4-7　兔骨盆

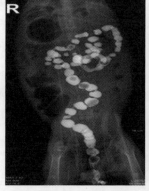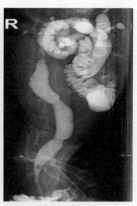

图 4-8　兔正侧位 X 线下的结肠图片

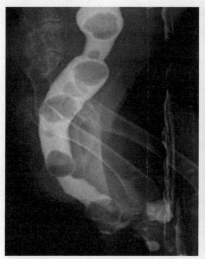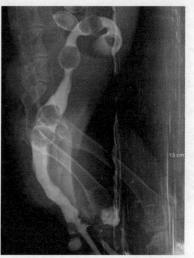

图 4-9　排便前后肛门直肠的图片

（二）兔直肠黏膜内脱垂（IRP）动物模型的建立

《五十二病方》最先记载脱肛病，《神农本草经》中首见该病名。《难经》云："病之虚实，入者为实，出者为虚，肛门脱出，非虚而何？"中医认为脱肛是由气虚运化失调，不能游溢精气，中气不足，气虚不固，内脏下脱，年久失治则脱出不纳。参照此病机，研究以脾虚气陷为造 IRP 兔模型的理论依据。大黄、番泻叶是制作脾虚气陷证动物模型的经典用药，故选用大黄、番泻叶灌胃，久泄伤脾，脾气虚衰，升举无力，内脏失于举托致脱肛。兔平素喜四肢着地活动，偶尔站立。久立属中医"五劳"之一，久立将伤骨劳肾，劳累过度易致中气下陷，故将久立作为造模方法之一。西医认为附着直肠周围的组织松弛可导致 IRP 的发生，故于兔的肛周局部注射坏死剂无水乙醇，导致末梢神经发生变性，出现传导功能阻滞，使该神经的效应肌发生功能障碍，使肛门括约肌张力减弱，肛管松弛引起直肠黏膜下脱。结合中西医理论，IRP 兔模型采用大黄和番泻叶灌胃、无水乙醇肛周局部注射与站立 3 种方法联合造模。具体造模及验证方案记录如下。

1. 材料

· 动物

健康新西兰兔，1 月龄，雌雄均可，体重 0.7~0.8kg，饲养方法如下：每只兔单笼饲养，照明 12 小时控制，温度保持在 22~25℃，相对湿度保持在 40%~70%，予每天 150~180g 足量颗粒饲料饲养，自由饮水，适应性驯养 1 周后造模。

· 药物

1）生大黄液的制备。取生大黄 1000g，用 4000ml 自来水浸泡 30 分钟。第 1 次水煎，沸后 20 分钟倒出。第 2、3 次各加 80℃水 2000ml，沸后 5 分钟倒出。混合 3 次煎液，纱布过滤浓缩至 1000ml，配成 100% 生大黄水煎液。4℃冰箱存贮，临用温育。

2）番泻叶液的制备。将 200g 番泻叶浸入 100℃ 1000ml 自来水，充分搅拌 30 分钟后用纱布过滤出约 600ml。4℃冰箱存贮，临用温育。

2. 造模方法

· 中药灌胃

由中药大黄与番泻叶联合灌胃致兔缓泻，缓泻粪便质地以 1 分至 3 分之间为度（兔粪便质地评分标准参见表 4-1）。起始每日生大黄液按 20ml/kg 灌胃 1 次。若连续 2 日出现 3 分以上粪便，则生大黄液的灌胃量在之前基础上按 5ml/kg 减量。若出现 1 日 0 分粪便，则生大黄液的灌胃量在之前基础上按 5ml/kg 追加，直至每日 30ml/kg。此后若排 1 日 0 分粪便，则在生大黄液灌胃 30ml/kg 的基础上加用番泻叶液 5ml/kg 灌胃。若继续排 1 日 0 分粪便，番泻叶液灌胃量在之前基础上按 5ml/kg 追加。若连续 2 日出现 3 分以上粪便，则番泻叶液在之前基础上按 5ml/kg 减量。连续每日灌胃 2 个月。

表 4-1　兔粪便质地评分标准

粪便质地	分植
正常便（质硬成形）	0分
约 3/4 正常便，约 1/4 质软不成形	1分
约 1/4 正常便，约 3/4 质软不成形	2分
约 1/4 稀便，约 3/4 软便和正常便	3分
约 3/4 稀便，约 1/4 软便和正常便	4分
全部稀便	5分

· 无水乙醇肛周注射

如图 4-10 所示，在中药灌胃前 1 天，将兔固定，碘伏消毒兔肛周组织，以 1ml 注射器于截石位 3、5、7、9 点肛门边缘分别柱状注射无水乙醇 0.5ml。注射时需回抽，勿将药液注入血液，注射深度以 1cm 为宜。若注射时兔发出惊叫等异常声响立即停止进针，避免其因受惊吓死亡。若注射时兔后肢突然蹬腿，考虑刺入坐骨神经，在即时退针。造模期间注射无水乙醇 1 次。

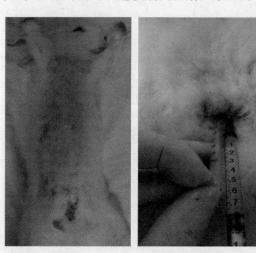

图 4-10　肛周注射无水乙醇

· 兔站立

如图 4-11 所示，将兔置于兔固定架中，将固定架直立，兔后肢末端需接触地面，使之站立 5 小时。连续每日站立 2 个月。

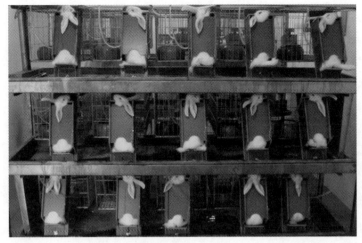

图 4-11 兔站立

3. 造模经验小结

造模选用 1 月龄兔为对象，因 1 月龄兔刚离乳，相当于人婴幼儿期，婴幼儿气血未旺、中气不足易发生 IRP。前期参考相关文献，运用大黄、番泻叶灌胃致急性泻下制作 IRP 兔模型，结果失败。失败的启示如下：①连续排稀便数日易致幼兔死亡，解剖死亡兔发现直肠壁以水肿、瘀血为主要表现，未见黏膜脱垂。②兔与人不同，平素喜排硬便，泻下粪便应以便质软、不成形为主，不可以稀便为主。③兔对泻下中药易耐受，需逐步加量方可泻下。④部分兔易感染而腹泻死亡，应注意环境清洁。⑤避免幼兔受突然的惊吓（如噪声等）。此后改进中药灌胃方案，减少中药灌胃量并延长灌胃时间，运用缓泻的方法造模。前期运用兔在跑笼中跑步、站立等方法让兔疲劳造模，因兔不能适应跑笼中跑步等各种原因，经预实验确定兔站立 5 小时为造模方法之一。前期运用无水乙醇肛周注射发现：若无水乙醇注入过深，可能刺入坐骨神经引起兔后肢瘫痪或刺入腹腔导致兔死亡；若注射过浅，仅在皮下，可能会使无水乙醇沿皮下浸润至下腹、骶尾、背部等处，导致浸润处组织坏死；若注射量多，无水乙醇易浸润至肛门周皮下，引起组织坏死；若注射量少，可能达不到神经阻滞的效果。经预实验确定无水乙醇肛周注射进针约 1cm、量约 2ml 为造模方法之一。运用解剖、病理等方法对不同造模时间段的兔进行比对，发现两个月为制作 IRP 兔模型适宜的时间段。

（三）IRP兔验证方案

1.肛门镜检查

正常兔肛门镜检查未见松弛黏膜（如图4-12所示）；IRP兔肛门镜检查见松弛的直肠黏膜遮挡肛镜视野范围在3/4以上（如图4-13所示）。

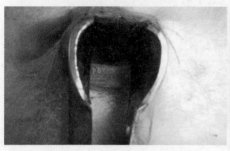

图4-12　正常兔肛门镜检查

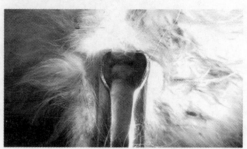

图4-13　IRP兔肛门镜检查

2.病理检查

正常兔直肠组织HE染色镜下见黏膜上皮有序排列，固有层腺体排列齐整，腺上皮细胞分化良好，黏膜肌层至浆膜层比例正常，间质未见充血、水肿（如图4-14、图4-15所示）。IRP兔直肠组织HE染色镜下见固有层腺体组织增生，血管扩张充血，间质炎细胞浸润聚集，间质水肿、疏松（如图4-16至图4-18所示）。

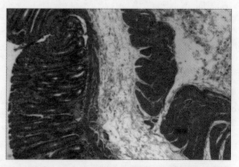

图4-14　正常兔直肠HE染色

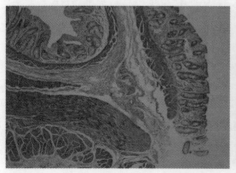

图4-15　正常兔直肠Masson染色间质正常

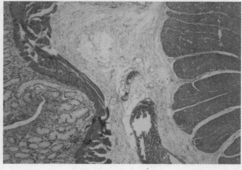

图4-16　IRP兔直肠Masson染色间质疏松

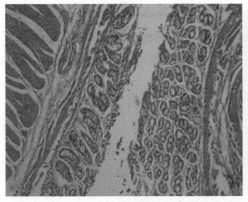
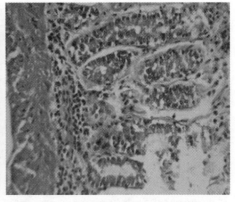

图 4-17　IRP 兔直肠腺体排列不整齐、　　　图 4-18　IRP 兔直肠炎细胞浸润
　　　　　血管扩张

3.排粪造影检查

·检查前准备

检查前 24 小时兔开始禁食，每隔 4 小时向兔肛内缓慢注入 20ml 开塞露，共 3 次，以排空肠道内粪便。

·检查时

如图 4-19 所示，将兔俯卧并将其四肢固定于平板上，用 50ml 注射器抽取 25ml 硫酸钡混悬液 75%，通过 16F 吸痰管从肛门处缓慢灌注至兔肠道内，直至钡混悬液充盈至回盲部。于数字胃肠机下通过连续拍摄动态观察粪便通过直肠

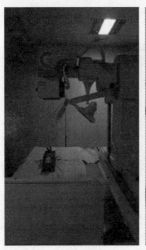
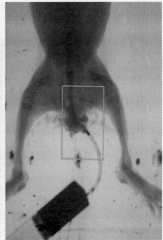

图 4-19　排粪造影过程

的情况，摄片者在摄片过程中指示助手改变兔的体位（体位分别选用左前斜位、仰卧位与左侧卧位），以利于从不同角度进行观察拍摄，分别观察直肠的充盈相与黏膜相。

·排粪造影经验小结

1）早期检查前未对兔行清洁肠道准备，肛门内注入钡剂后因粪便的存在无法辨认直肠的黏膜相与充盈相。为使兔排空肠道内粪便，我们曾运用多种方法进行肠道准备，如复方聚乙二醇电解质散灌胃、甘露醇灌胃、开塞露纳肛、石蜡油纳肛或灌胃等，通过比较分析后确定运用分次开塞露纳肛的方法清洁肠道效果最佳。检查发现，即使肠道内无粪便但若检查前使兔进食，其很容易产生粪便并排出，故确定检查前的准备方案为兔禁食24小时并分3次用开塞露塞肛。

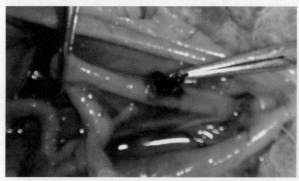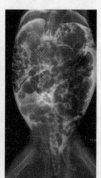

图 4-20　灌钡剂过程中出现肠穿孔

2）在造影剂钡剂浓度的选择上，浓钡的显影效果较稀钡好。推注钡剂时速度宜慢，因兔肠壁薄，过快易引起肠穿孔（如图4-20所示）。

3）因肠道始终在蠕动，单纯从某个体位看到肠壁钡剂不连续不能说明是否存在IRP，需要从不同体位观察后方可明确肠壁改变所反映的问题。

·排粪造影结果

正常兔可见直肠壁光滑，黏膜纵行、连续（如图4-21、图4-22所示）；IRP兔从左前斜位、仰卧位与左侧卧位等不同体位均可见直肠黏膜呈内折叠样改变，但未见直

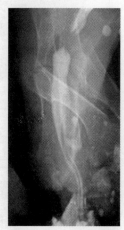

图 4-21　正常兔黏膜相

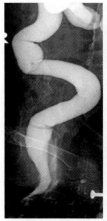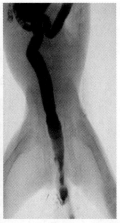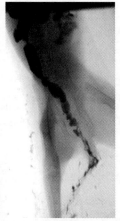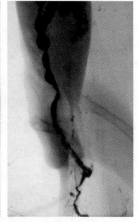

图 4-22　正常兔充盈相　　　　　　图 4-23　不同体位摄片 IRP 兔

肠前突等其他类型出口梗阻的影像,符合临床 IRP 的影像学诊断征象(如图 4-23 所示)。

4. 实体解剖

经解剖可见,正常兔直肠平整、光滑(如图 4-24 所示),IRP 兔可见黏膜皱折、松弛(如图 4-25 所示)。

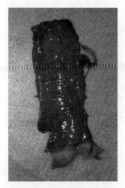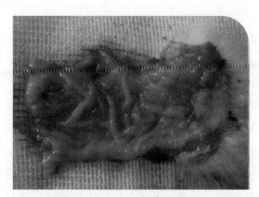

图 4-24　正常兔直肠　　　　　　图 4-25　IRP 兔直肠

(四)兔肛门直肠三维有限元模型的建立

生物力学的起源要追溯至人类文明之端,在人类对人体解剖尚未深入了解时,已经开始对人体的内部结构进行分析。三维有限元法作为一种有效手段,在生物力学研究中应用越来越广泛,在我国主要应用于口腔医学和骨科学。在国内外,目前有限元分析法对人体软组织的研究尚处于初级阶段,但发展极其迅速。为精确深入研究肛门直肠疾病,我的课题组团队在国内首次建立兔的肛门直肠三维有限元模型，将肛门直肠疾病的研究带入一个新的领域，加深对肛门直肠疾病在发生发展机制、诊断与治疗方面的认识。

三维有限元模型被认为是模拟软组织形变最经典的方法，正逐渐应用于肛门直肠疾病的研究。它的特点是通过虚拟建模直观反映宏观结构的改变。它的生物力学仿真结果已被证明是准确和可信的。它的物理实质是用有限个单元体的组合代替连续域，化无限自由度的问题为有限自由度的问题。主要优点有：①能够高度模拟物体结构与材料的特性，进行精确的计算分析。②分析研究的重复性好。③能够通过模拟分析的方法研究实验方法所不能研究的情况，对感兴趣的组织进行选择，得到客观实体实验法所难以得到的研究结果。

建立有限元模型，需要测算材料的 3 个基本的物理量：①杨氏弹性模量，它是表征在弹性限度内物质材料抗拉或抗压的物理量。根据胡克定律，在物体的弹性限度内，应力与应变成正比，比值被称为材料的杨氏模量，它是表征材料性质的一个物理量，仅取决于材料本身的物理性质。杨氏模量的大小标志材料的刚性，杨氏模量越大，越不容易发生形变。②泊松比，它是材料在单向受拉或受压时，横向正应变与轴向正应变的绝对值的比值。③剪切弹性模量，它是剪切应力与应变的比值，又称切变模量或刚性模量，是材料在剪切应力作用下，在弹性变形比例极限范围内，切应力与切应变的比值。它表征材料抵抗切应变的能力。模量大，则表示材料的刚性强。

在 1998 年丹麦的 Mofkholm 等和 Grqersen 等对荷兰猪的生物力学性能进行了拉伸实验研究，得到荷兰猪小肠的应力和应变符合指数关系。研究证明兔肛门直肠是黏弹性体，但在一定范围内存在线弹性应力—应变关系。因此可借用弹性理论的方法处理非线性材料，称为"拟弹性"。本研究将肛门直肠设为拟弹性体，采用研究弹性体的方法来研究，测算杨氏弹性模量与泊松比等力学参数，建立兔肛门直肠有限元模型。

1. 材料与方法

·材料

万能材料试验机（AGIC-50KN，最小感量为 1g）、50 倍读数显微镜、SUPER-SAP 有限元软件、win7 系统计算机、1 月龄雄性新西兰兔。

·方法

在数据采集方面，我们采用了下面的方法。

鉴于兔肛门直肠壁薄、体积小、成像效果不理想等特殊性，磁共振成像、CT 难以显示兔肛门直肠的具体构造。本研究通过解剖 1 只 1 月龄雄性新西兰兔掌握其肛门直肠的构造。沿兔耳缘静脉注射水合氯醛麻醉后，用 20ml 针筒抽取尚未凝固的口腔科石膏水溶剂 10ml 注入兔肛门。石膏在直肠腔内凝固（约 10 分钟）后将兔解剖。以组织剪于肛管直肠外缘周围分离肛管直肠，腹侧分离至坐耻骨合缝下缘，左右两侧分离至坐骨缘，背侧分离至尾骨与荐骨交会处。以刀全程切开坐耻骨合缝至耻骨上缘，钝性分离直肠与髋骨、荐骨之间的组织。平行耻骨上缘切断分离直肠，钝性剥离附着于肛门直肠壁上的组织。取肛门直肠组织进行测量分析。采集数据如下：肛门直肠腔左右对称，兔直肠经石膏固定在腹侧耻骨下缘处有一弯曲，由耻骨约束引起，弯曲角度为 145°，直肠上端设置为固定端。直肠壁上取 3 处，用 50 倍读数显微镜测量兔直肠壁的厚度分别为 2.39mm、2.41mm、2.40mm，取平均值 2.40mm。同法测量肛门的厚度为 3.00mm，肛门直肠的管径为 5.20mm。前期取 6 只正常兔直肠组织行 HE 染色，发现兔直肠的显微结构与人相似，直肠壁分为黏膜层、黏膜下层、肌层、浆膜层这 4 层。其中黏膜层约占直肠壁厚度的 3/10，黏膜下层约占 2/10，肌层约占 4/10，浆膜层约占 1/10。过程见图 4-26 至图 4-28。

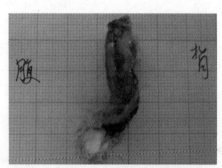

图 4-26 石膏注入直肠腔固定

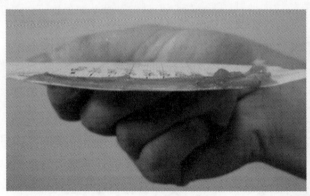

图 4-27 直肠壁的厚度

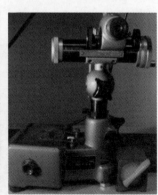

图 4-28 50 倍读数显微镜

力学参数的测定方面，我们采取了以下方法。

（1）**取材** 受兔直肠组织生理结构的限制，直肠黏膜层与黏膜下层间、肌层与浆膜层间排列紧密，无法分离。本研究取材分为3部分：肛门、直肠黏膜层与黏膜下层、直肠肌层与浆膜层。我们用特制刀片于兔肛门直肠剖取所需组织后即行力学测试，以便获得准确的数据。

（2）**测材质** 测算所取组织的杨氏弹性模量与泊松比等力学参数。以测算直肠黏膜层与黏膜下层的力学参数为例：在所取组织的纵轴中段上取 a、b 两点，在 a、b 两点间组织横向上取 c、d 两点。先用 50 倍读数显微镜读取静止状态下 a、b 两点间直肠黏膜的长度（L1，单位：cm）与 c、d 两点的宽度（L2，单位：cm），然后用 50 倍读数显微镜读取直肠黏膜层与黏膜下层的厚度，将上述测量的数据输入万能材料试验机的计算机。组织两端固定于万能材料试验机的夹板上后（该组织较薄可先平铺于薄纸上，待两端固定于夹板后将薄纸于纸中间位置撕断），将组织往两端行最长拉伸，记录最长拉伸所用的力（P，单位：N）与行最长拉伸时黏膜的横截面积（A，单位：cm²），记录拉伸后 a、b 两点黏膜的长度（L3，单位：cm）与宽度（L4，单位：cm），计算拉伸前后长度的改变 ΔL1（ΔL1 = L3−L1，单位：cm）与宽度的

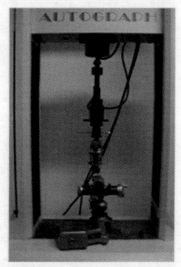

图 4-29 万能实验机与 50 倍读数显微镜

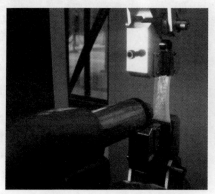

图 4-30 组织达拉过程

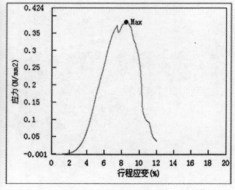

图 4-31 组织的应力应变图

改变 ΔL2（ΔL2 = L2-L4，单位：cm）。实验中万能材料试验机的计算机将实
时自动显示应力与应变的关系曲线。将曲线上的值代入公式即可获得力学参数，
公式具体如下：杨氏弹性模量（E，单位：MPa）：$E = P /（A * \Delta L1/L1）$；泊松
比（μ）：$\mu =（\Delta L1/L1）/（\Delta L2/L2）$。同法测算肛门、直肠肌层与浆膜层
的力学参数。过程见图 4-29 至图 4-31。

（3）建模　有限元模型采用 6 面体 8 个节点三维计算模式，每个节点有
沿 X、Y、Z 轴的 3 个方向平移和绕此 3 轴 3 个方向转动的 6 个自由度，建立以
XY 平面为水平面、XZ 平面为冠状面、YZ 平面为矢状面，X 轴由左向右为正
方向、Y 轴由后向前为正方向、Z 轴由下向上为正方向的三维坐标体系。根据
采集的数据，绘制 15 张模型平面图（根据研究需要，目前建立肛门与直肠下
段有限元模型）。在模型图上按 20 倍放大，描绘坐标、原点和模型轮廓线。
这样模型的各节点在三维空间的 X、Y、Z 轴上的坐标值即可确定。在坐标系内
按有限离散原则划分单元与节点。将
直肠壁根据比例分为黏膜层、黏膜下
层、肌层、浆膜层 4 层，肛门为一整体。
然后把每个节点的 X、Y、Z 值从下
往上输入国内常用的有限元 SUPER-
SAP 软件平台，同时输入所测得各部
分组织的力学参数，即完成建模。过
程见图 4-32 至图 4-34。

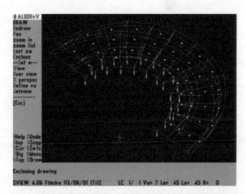

图 4-32　兔肛门直肠水平面网格图

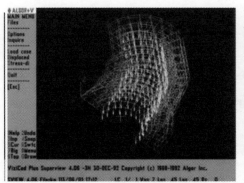

图 4-33　兔肛门直肠剖面网格图

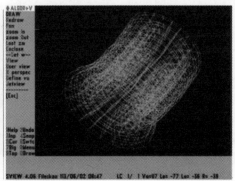

图 4-34　兔肛门直肠三维整体网格图

2. 结果

1）测得兔肛门直肠各部分的力学参数，见表 4-2。

表 4-2　兔肛门直肠各层的力学参数

组织名称	杨氏弹性模量（MPa）	泊松比
肛门	4.00	0.30
直肠黏膜层与黏膜下层	1.50	0.45
直肠肌层与浆膜层	2.30	0.37

由表 4-2 可见，正常的直肠黏膜层与黏膜下层的杨氏弹性模量最小、泊松比最大，说明其最软、最易发生形变，符合临床征象。

2）建立含 1342 个单元、1800个节点的兔肛门直肠有限元模型，下图中 3 种颜色代表不同部位的组织，以便于应力分析。a 代表直肠肌层与浆膜层，b 代表直肠黏膜层与黏膜下层，c 代表肛门（如图 4-35）。

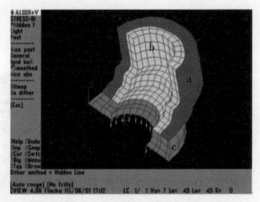

图 4-35　兔肛门直肠材料性质图

基于兔肛门直肠有限元模型的建立，我们获得客观掌握肛门直肠疾病的有效方法，有助于对此类疾病的深入研究。

（五）基于"筋脉横解，肠澼为痔"理论研究兔直肠黏膜内脱垂的发生机制

1. "筋脉横解，肠澼为痔"理论的理解

《黄帝内经·素问·生气通天论》中谓："因而饱食，筋脉横解，肠澼为痔。"脱肛病，西医学称为直肠脱垂，中医学认为它是"痔"病之一，如《疮疡经验全书》等将脱肛称"肛痔"。

· 筋脉横解

（1）**筋脉** 《黄帝内经·素问·五脏生成篇》曰："心之合脉也，……肝之合筋也。"《黄帝内经·素问·六节脏象论》："心者，生之本，神之变也，其华在里，其充在血脉。……肝者，罢极之本，魂之居也，其华在爪，其充在筋。"可见《黄帝内经》所述的筋和脉属两种不同性质的组织，解析时不能混为一谈。它们分司不同的脏腑，功能也不同。

（2）**横解** "筋脉横解"包含筋与脉两方面的病变，那么"横解"则相应具有不同的含义。"横"表示筋的病变，"解"指脉的病变，即筋横脉解。"横"在这里是横逆的意思，谓其筋膜拘急挛缩，强暴不顺；"解"，就是懈怠、松弛的意思，指经脉因瘀血积聚而懈怠、松弛、滑脱的病理改变。

· 肠澼

主要有两种解释：第一，肠功能紊乱致肠中异常分泌物自肛门而出。有指下痢脓血，如杨上善、张介宾等；有指肠中沫（肠间水、黏液），如吴昆；有指肠中垢腻脓血，如丹波元简。第二，指肠中（辟）积，如马莳、张志聪、高士宗、张山雷等。

· 痔

古代文献中"痔"主要有 3 种含义：一是把人体孔窍中凡有小肉突起者统称痔，正如《医学纲目》中说的"如大泽之中有小山突出为峙；在人九窍中，凡有小肉突出者皆为痔。不独生于肛门边"。二是所有肛肠疾病的总称。如《疮疡经验全书》等把尖锐湿疣称珊瑚痔；《外科大成》把直肠癌称锁肛痔。三是专指痔病。如《外科大成·痔疮篇》中说"内外痔，肛门内外皆有，遇大便即出血疼痛"，又说"内痔在肛门之里，大便则出血如箭，解毕用手按，良久方入"，指出了内外痔的特征及内痔出血、脱出的症状。由此可见，"痔"有广义与狭义之分，笔者所论述的脱肛属广义之痔。

"筋脉横解，肠澼为痔"主要论述"痔"（含脱肛病）的病机，是经脉因瘀血积聚而懈怠、松弛、滑脱的病理改变，与筋、脉关系密切，体现肛肠局部的病理特征。

2. 兔直肠黏膜内脱垂发生机制的研究

在 IRP 兔动物模型的基础上，我们设计在 IRP 造模不同阶段，取直肠组织行微观病理分析与宏观生物力学有限元测试，从而研究 IRP 的病变过程，以期对临床治疗方案的制订提供理论依据。

·材料

（1）实验动物　174 只健康新西兰兔，1 月龄，雌雄各半，体重 0.7~0.8kg，分别编号。

（2）药物与仪器　生大黄液、番泻叶液、无水乙醇等由福建中医药大学附属第二人民医院制剂室提供。万能材料试验机（型号：AGIC-20KN）、50 倍读数显微镜、SUPER-SAP 有限元软件由福建中医药大学骨重建生物力学实验室提供。

·方法

（1）动物造模　按照前面论述的 IRP 兔造模方案，采用中药生大黄液和番泻叶液灌胃、站立与无水乙醇肛周注射 3 种方法联合造模，时间为 2 个月。

（2）动物分组　①雄兔：将 78 只雄兔按随机数字表随机分为 4 组。正常组 6 只兔，未造模时即解剖研究；造模早期组（即造模第 1 天至第 20 天）24 只兔，开始造模后，分别于造模第 5 天、第 10 天、第 15 天、第 20 天随机选取 6 只兔，行解剖研究；造模中期组（即造模第 21 天至第 40 天）24 只兔，开始造模后，分别于造模第 25 天、第 30 天、第 35 天、第 40 天随机选取 6 只兔，行解剖研究；造模晚期组（即造模第 41 天至第 60 天）24 只兔，开始造模后，分别于造模第 45 天、第 50 天、第 55 天、第 60 天随机选取 6 只兔，行解剖研究。②雌兔：78 只雌兔分组研究方法同雄兔。

（3）解剖取材　在水合氯醛兔耳缘静脉麻醉后，以组织剪于兔肛门直肠外缘周围分离肛门直肠，腹侧分离至坐耻骨合缝下缘，左右两侧分离至坐骨缘，背侧分离至尾骨与荐骨交会处。以刀全程切开坐耻骨合缝至耻骨上缘，钝性分离直肠与髋骨、荐骨之间的组织。平行耻骨上缘切断分离出直肠，剥离附于肠壁上的周围组织。以刀将兔肛门直肠左右对半分离成 2 部分，分别行病理与力学研究。

（4）**病理观察** ①制片：常规取距肛缘 1.5cm 的直肠组织（若发现常规取材处附近黏膜病变更显著，则选取病变更显著处制片），通过固定、冲洗、脱水、透明、浸蜡、包埋、染色、常规脱水、透明、封片等步骤进行制片。②观察分析：光学显微镜下观察直肠壁黏膜层、黏膜下层、肌层、浆膜层等各层的病理改变。记录腺体、血管、炎细胞、间质等形态学变化情况。

（5）**力学分析** ①取材：沿直肠纵轴取一长 1.5cm、宽 0.5cm 的直肠组织。以特制刀片分离兔直肠为两部分，一部分为直肠黏膜层与黏膜下层，另一部分为直肠肌层与浆膜层。取材在兔解剖当时完成，置于生理盐水纱布中包裹，30分钟内行生物力学指标测试。②指标测算：方法同"兔肛门直肠三维有限元模型的建立"中"测材质"。③计算直肠黏膜脱垂量：将测得的杨氏弹性模量、泊松比、剪切弹性模量等力学指标输入兔肛门直肠有限元模型中，在设定的直肠黏膜脱垂力条件下计算得出直肠黏膜 852 节点的脱垂量。

（6）**统计学处理** 结果以 mean ± SD 表示，统计分析用 SPSS20.0 软件，比较用 t 检验和单因素方差（One-way ANOVA）分析，$P<0.05$ 为差异有统计学意义。

· 结果

（1）**实验动物数量分析** 纳入兔 174 只，实验中 18 只死亡及时补充，最终 156 只兔进入结果分析，无脱失值。

（2）**造模不同时期直肠 HE 染色后镜下征象** 造模不同时期直肠 HE 染色后镜下征象可概括如下。

1）正常兔镜下征象见黏膜层腺体排列整齐，腺上皮细胞分化良好，黏膜下层未见血管扩张、间质水肿。

2）造模早期镜下征象见黏膜层轻度炎细胞浸润，黏膜下层小血管轻度扩张、间质疏松水肿（如图 4-36 所示）。

3）造模中期镜下征象见黏膜层中度炎细胞浸润，黏膜下层血管中度扩张、间质疏松水肿（如图 4-37、图 4-38 所示）。

4）造模后期镜下征象见黏膜层腺体增生、重度炎细胞浸润，黏膜下层血管重度扩张、间质疏松水肿（如图 4-39 所示）。

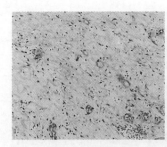
图 4-36　造模早期镜下

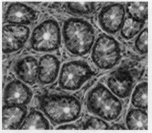

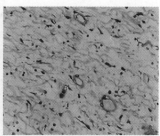
图 4-37　造模中期镜下

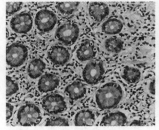
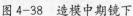
图 4-38　造模中期镜下

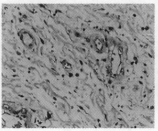

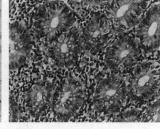
图 4-39　造模后期镜下

（3）力学指标　造模不同时期直肠黏膜层与黏膜下层的杨氏弹性模量、泊松比与剪切弹性模量等力学指标及直肠黏膜 852 节点位移量的比较，见表 4-3 至表 4-6。

表 4-3　造模不同时期兔直肠黏膜层与黏膜下层杨氏弹性模量的比较（单位：MPa）

	雄性	雌性
正常 1 月龄兔	1.5049 ± 0.0853	$1.5088 \pm 0.0995^{\triangle}$
造模第 5 天	$1.8672 \pm 0.0718^{*}$	$1.8559 \pm 0.0748^{*\triangle}$
造模第 10 天	$2.2646 \pm 0.1055^{*}$	$2.2883 \pm 0.0740^{*\triangle}$
造模第 15 天	$2.6788 \pm 0.1088^{*}$	$2.6902 \pm 0.0837^{*\triangle}$
造模第 20 天	$3.0891 \pm 0.1047^{*}$	$3.0860 \pm 0.0930^{*\triangle}$
造模第 25 天	$3.5314 \pm 0.0833^{*}$	$3.5147 \pm 0.10140^{*\triangle}$
造模第 30 天	$3.9000 \pm 0.0921^{*}$	$3.8796 \pm 0.0987^{*\triangle}$
造模第 35 天	$4.2856 \pm 0.0701^{*}$	$4.3004 \pm 0.1087^{*\triangle}$
造模第 40 天	$4.6877 \pm 0.0843^{*}$	$4.6976 \pm 0.0706^{*\triangle}$

续表

	雄性	雌性
造模第 45 天	$4.5644 \pm 0.0748^*$	$4.5286 \pm 0.0885^{*\triangle}$
造模第 50 天	$4.4007 \pm 0.0770^*$	$4.4002 \pm 0.0798^{*\triangle}$
造模第 55 天	$4.2473 \pm 0.0802^*$	$4.2392 \pm 0.0986^{*\triangle}$
造模第 60 天	$4.1237 \pm 0.0820^*$	$4.1180 \pm 0.0822^{*\triangle}$

注：与同组上一阶段比较，$^*P < 0.05$；与同一阶段雄兔比较，$^\triangle P > 0.1$。

表 4-4　造模不同时期兔直肠黏膜层与黏膜下层泊松比的比较

	雄性	雌性
正常 1 月龄兔	0.4515 ± 0.0007	$0.4516 \pm 0.0006^{\triangle}$
造模第 5 天	$0.4485 \pm 0.0006^*$	$0.4486 \pm 0.0006^{*\triangle}$
造模第 10 天	$0.4469 \pm 0.0005^*$	$0.4468 \pm 0.0005^{*\triangle}$
造模第 15 天	$0.4450 \pm 0.0006^*$	$0.4451 \pm 0.0006^{*\triangle}$
造模第 20 天	$0.4432 \pm 0.0004^*$	$0.4433 \pm 0.0005^{*\triangle}$
造模第 25 天	$0.4421 \pm 0.0004^*$	$0.4422 \pm 0.0004^{*\triangle}$
造模第 30 天	$0.4411 \pm 0.0003^*$	$0.4410 \pm 0.0003^{*\triangle}$
造模第 35 天	$0.4393 \pm 0.0008^*$	$0.4394 \pm 0.0008^{*\triangle}$
造模第 40 天	$0.4375 \pm 0.0004^*$	$0.4374 \pm 0.0005^{*\triangle}$
造模第 45 天	$0.4381 \pm 0.0005^*$	$0.4380 \pm 0.0005^{*\triangle}$
造模第 50 天	$0.4408 \pm 0.0006^*$	$0.4407 \pm 0.0006^{*\triangle}$
造模第 55 天	$0.4463 \pm 0.0009^*$	$0.4463 \pm 0.0007^{*\triangle}$
造模第 60 天	$0.4536 \pm 0.0005^*$	$0.4537 \pm 0.0005^{*\triangle}$

注：与同组上一阶段比较，$^*P < 0.05$；与同一阶段雄兔比较，$^\triangle P > 0.1$。

表 4–5　造模不同时期兔直肠黏膜层与黏膜下层剪切弹性模量的比较（单位：MPa）

	雄性	雌性
正常 1 月龄兔	0.5183 ± 0.0296	0.5197 ± 0.0344$^{\triangle}$
造模第 5 天	0.6444 ± 0.0249*	0.6406 ± 0.0260$^{*\triangle}$
造模第 10 天	0.7826 ± 0.0367*	0.7908 ± 0.0259$^{*\triangle}$
造模第 15 天	0.9267 ± 0.0376*	0.9310 ± 0.0290$^{*\triangle}$
造模第 20 天	1.0700 ± 0.0365*	1.0691 ± 0.0326$^{*\triangle}$
造模第 25 天	1.2243 ± 0.0292*	1.2186 ± 0.0355$^{*\triangle}$
造模第 30 天	1.3530 ± 0.0321*	1.3461 ± 0.0344$^{*\triangle}$
造模第 35 天	1.4880 ± 0.0245*	1.4943 ± 0.038$^{*\triangle}$
造模第 40 天	1.6339 ± 0.0298*	1.6303 ± 0.0268$^{*\triangle}$
造模第 45 天	1.5870 ± 0.0265*	1.5742 ± 0.0308$^{*\triangle}$
造模第 50 天	1.5271 ± 0.0275*	1.5271 ± 0.0284$^{*\triangle}$
造模第 55 天	1.4684 ± 0.0286*	1.4659 ± 0.0344$^{*\triangle}$
造模第 60 天	1.4185 ± 0.0287*	1.4191 ± 0.0369$^{*\triangle}$

注：与同组上一阶段比较，$\star P < 0.05$；与同一阶段雄兔比较，$\triangle P > 0.1$。

表 4–6　造模不同时期兔直肠 852 节点位移量的比较（单位：mm）

	雄性	雌性
正常 1 月龄兔	1.3150 ± 0.0138	1.3067 ± 0.0151$^{\triangle}$
造模第 5 天	1.3517 ± 0.0117*	1.3450 ± 0.0105$^{*\triangle}$
造模第 10 天	1.3683 ± 0.0117*	1.3700 ± 0.0126$^{*\triangle}$
造模第 15 天	1.4100 ± 0.0141*	1.4033 ± 0.0137$^{*\triangle}$
造模第 20 天	1.4450 ± 0.0105*	1.4467 ± 0.0151$^{*\triangle}$
造模第 25 天	1.4750 ± 0.0105*	1.4733 ± 0.0121$^{*\triangle}$

续表

	雄性	雌性
造模第 30 天	$1.5117 \pm 0.0147^*$	$1.5067 \pm 0.0103^{*\triangle}$
造模第 35 天	$1.5400 \pm 0.0089^*$	$1.5400 \pm 0.0167^{*\triangle}$
造模第 40 天	$1.5683 \pm 0.0117^*$	$1.5633 \pm 0.0163^{*\triangle}$
造模第 45 天	$1.6200 \pm 0.0179^*$	$1.6067 \pm 0.0151^{*\triangle}$
造模第 50 天	$1.6400 \pm 0.0126^*$	$1.6333 \pm 0.0121^{*\triangle}$
造模第 55 天	$1.6717 \pm 0.0117^*$	$1.6717 \pm 0.0133^{*\triangle}$
造模第 60 天	$1.7083 \pm 0.0117^*$	$1.7133 \pm 0.0121^{*\triangle}$

注：与同组上一阶段比较，$\star P < 0.05$；与同一阶雄兔段比较，$\triangle P > 0.1$。

3. 结果分析

通过本研究我们发现：直肠组织的 HE 染色结果发现在造模过程中，直肠黏膜层不同程度炎细胞浸润，黏膜下层小血管逐渐扩张，间质疏松水肿，该病理结果符合"筋脉横解，肠澼为痔"理论；在力学结果方面，直肠黏膜层与黏膜下层的杨氏弹性模量、剪切弹性模量在造模的中、早期逐渐增加，但在造模后期指标逐渐降低，泊松比呈相反的变化趋势，直肠黏膜 852 节点的位移量逐渐增加。从力学分析看，该结果与病理结果似有不相符的地方。但结合兔的生理学特征，本项目所研究的兔为 1 月至 3 月，相当于人的 1 岁至 10 岁阶段，直肠组织处于生长发育过程中，所以虽然造模的中早期有炎细胞浸润等病理改变，但兔直肠组织的弹性模量等力学指标有增长趋势。伴随造模后期直肠黏膜层重度炎细胞浸润，黏膜下层血管重度扩张等病理改变，直肠组织的弹性模量等力学指标呈下降趋势。

综上所述，不同病理学阶段的兔肛门直肠力学特性存在明显差异，可能是 IRP 的发生机制之一。

（六）消痔灵注射治疗 IRP 兔的研究

1. 消痔灵注射治疗 IRP 兔

·注射方法

术前常规肛周备皮。兔水合氯醛耳缘静脉麻醉后，固定四肢取仰卧位，常规碘伏消毒肛周及直肠黏膜后铺无菌洞巾，缓慢纳入周围涂抹凡士林的肛门镜（两叶内窥镜），暴露兔直肠黏膜，用 2.5ml 注射器抽取 1∶1 消痔灵注射液，于黏膜脱垂隆起处，沿平行于肛管直肠方向，以 5 号长针头于脱垂隆起中点位置进针（黏膜下层处），回抽无血液后，注入消痔灵至黏膜呈苍白充盈为度，每点注射量约 0.1~0.3ml，注射总量约 0.3~1.0ml，注射完毕棉签纳入肛内按摩，使药液均匀分布充分吸收。术毕，消毒肛周及直肠黏膜，将兔送回兔笼。过程见图 4-40 至图 4-45。

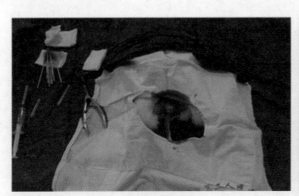

图 4-40　注射前

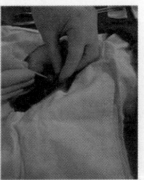

图 4-41　注射前消毒

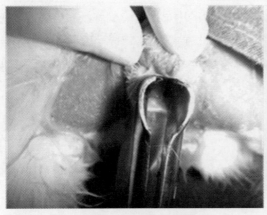

图 4-42　注射前肛门镜检查

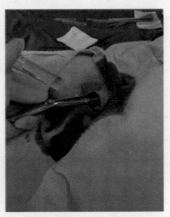

图 4-43　注射中

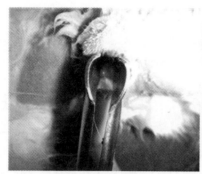
图 4-44　注射后

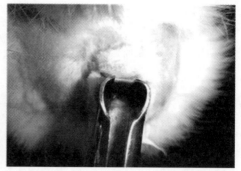
图 4-45　注射后 1 周观察

· 注意事项

在用消痔灵注射 IRP 兔过程中，曾出现 IRP 兔死亡或者后肢瘫痪。注射经验总结如下。

1）因兔直肠黏膜较少呈环状内脱垂且直肠壁较薄，较难按临床注射方案在固定的层面、点位进行分步注射或者行黏膜下柱状注射，应在脱垂黏膜隆起处进行注射，注射量多或注射层面深，易引起直肠壁溃烂（如图 4-46、图 4-47所示）。

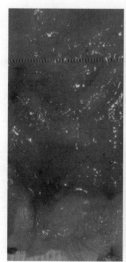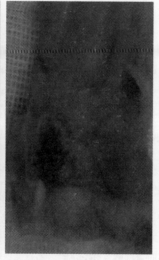
图 4-46　正常注射后直肠

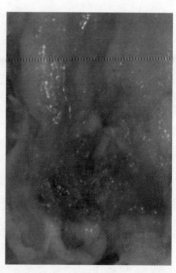
图 4-47　正常注射后直肠

2）兔肛门偏小，临床用的直筒或喇叭状肛门镜无法纳入，经比较发现，耳鼻喉科的两叶内窥镜（前鼻镜）适合用于暴露兔直肠黏膜进行消痔灵注射。注射过程中忌松开内窥镜，造成直肠黏膜的损伤。

3）注射后需按摩使消痔灵充分吸收，术者手指无法纳入，选用棉签代替。

4）兔直肠壁较薄，应缓慢注射于直肠黏膜下层以利于药液吸收，针尖刺入不宜深至肌层，要回抽无血且针尖无束缚感方可注药。

5）注射后未选用抗生素治疗，未发现兔直肠黏膜发生溃疡，无恶寒、发热等症状。

2. 病理学观察

将兔解剖后取出直肠，取距肛缘 1.5cm 的直肠组织固定于 4% 多聚甲醛缓冲液中。常规石蜡包埋、切片、HE 染色后行显微镜下观察。主要观察内容：黏膜层腺体与血管情况，黏膜下层炎细胞浸润与水肿疏松程度。

结果：直肠显微镜下见黏膜下层呈慢性炎细胞浸润、纤维组织增生，黏膜层与肌层排列较 IRP 兔直肠紧密，具体见图 4-48。

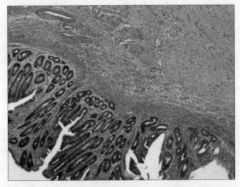

图 4-48　显微镜下观察兔直肠黏膜

3. 生物力学有限元研究

· 从兔肛门直肠有限元模型评价消痔灵注射治疗直肠内脱垂的效果

（1）方法　将 56 只兔按 IRP 造模方案造模，造模后随机分为 3 组：第 1 组为 IRP 组，8 只兔；第 2 组为 1.5∶1 消痔灵注射组，24 只兔；第 3 组为 1∶1 消痔灵注射组，24 只兔。第 1 组分组后即处死解剖取其直肠进行杨氏弹性模量、泊松比与剪切弹性模量等力学指标测算；第 2、3 组于注射后第 3、7、14 天分别随机选取 8 只兔解剖出直肠进行相同的力学指标测算。最后将 3 组的数据输入兔肛门直肠有限元模型，在模拟排便受力情况下，测算各组 852 节点的黏膜位移量。

（2）结果　实验动物数量分析：纳入兔 56 只，实验中 13 只死亡及时补充，最终 56 只兔进入结果分析，无脱失值。两种浓度消痔灵注射前后不同时期直肠黏膜层与黏膜下层的力学指标见表 4-7。

表 4-7　两种浓度消痔灵注射前后不同时期直肠黏膜层与黏膜下层的力学指标

分组	测试时间	E（MPa）	μ	G（MPa）
IRP 组	分组后	4.0888 ± 0.1615	0.4700 ± 0.0050	1.3909 ± 0.0595
1.5：1 消痔灵注射组	注射后第 3 天	6.1775 ± 0.1271^d	0.4385 ± 0.0053^d	2.1474 ± 0.0506^d
	注射后第 7 天	7.4188 ± 0.1411^d	0.3690 ± 0.0045^d	2.7098 ± 0.0596^d
	注射后第 14 天	9.9350 ± 0.2008^d	0.3098 ± 0.0047^d	3.7929 ± 0.0901^d
1：1 消痔灵注射组	注射后第 3 天	5.8388 ± 0.1208^{bd}	0.4500 ± 0.0043^{bd}	2.0134 ± 0.0473^{bd}
	注射后第 7 天	7.0938 ± 0.1666^{bd}	$0.3886 + 0.0041^{bd}$	2.5544 ± 0.0676^{bd}
	注射后第 14 天	9.4888 ± 0.1578^{bd}	0.3191 ± 0.0049^{bd}	3.5968 ± 0.0728^{bd}

注：[b]$P<0.01$ vs 相同时间 1.5：1 消痔灵注射组，[b]$P<0.01$ vs IRP 组。E：杨氏弹性模量；μ：泊松比；G：剪切弹性模量。

经 t 检验，分析如下。

1）将 1.5：1 消痔灵注射组的数据进行组内比较，在注射后第 3、7、14 天的 E、μ、G 均存在显著性差异（$P<0.01$）。

2）将 1：1 消痔灵注射组的数据进行组内比较，在注射后第 3、7、14 天的 E、μ、G 均存在显著性差异（$P<0.01$）。

3）两种浓度消痔灵注射后不同时期的 E、μ、G 与 IRP 组均存在显著性差异（$P<0.01$）。

4）将两种浓度消痔灵注射组的数据进行组间比较，两组注射后第 3 天的 E、μ、G 存在显著性差异（$P<0.01$），两组注射后第 7 天与第 14 天的力学指标同样存在显著性差异（$P<0.01$）。

两种浓度消痔灵注射前后不同时期直肠黏膜上节点的位移量（如表 4-8 所示）。

表 4-8　两种浓度消痔灵注射前后 852 节点在直肠纵轴的位移量（单位：mm）

分组	测试时间	位移量
IRP 组	分组后	1.7092 ± 0.2638

续表

分组	测试时间	位移量
1.5 : 1 消痔灵注射组	注射后第 3 天	1.5084 ± 0.1228^{d}
	注射后第 7 天	1.3895 ± 0.0081^{d}
	注射后第 14 天	1.2784 ± 0.0070^{d}
1 : 1 消痔灵注射组	注射后第 3 天	1.5106 ± 0.0107^{bd}
	注射后第 7 天	1.4119 ± 0.0102^{bd}
	注射后第 14 天	1.2942 ± 0.0061^{bd}

注：$^{b}P<0.01$ vs 相同时间 1.5 : 1 消痔灵注射组，$^{b}P<0.01$ vs IRP 组。

经 t 检验，分析如下。

1）将 1.5 : 1 消痔灵注射组的数据进行组内比较，在注射后第 3、7、14 天的黏膜位移量存在显著性差异（$P<0.01$）。

2）将 1 : 1 消痔灵注射组的数据进行组内比较，在注射后第 3、7、14 天的黏膜位移量存在显著性差异（$P<0.01$）。

3）两种浓度消痔灵注射后不同时期的黏膜位移量与 IRP 组存在显著性差异（$P<0.01$）。

4）将两种浓度消痔注射灵组的数据进行组间比较，两组注射后第 3 天的黏膜位移量存在显著性差异（$P<0.01$），两组注射后第 7 天与第 14 天的黏膜位移量同样存在显著性差异（$P<0.01$）。

（3）结果分析 从表 4-7 可以看出，两种浓度的消痔灵注射后直肠黏膜层与黏膜下层的 E 与 G 与内脱垂状态相比逐渐增大，μ 逐渐减小，说明组织的刚性逐渐增强。以具有代表性的有限元节点 852 作为黏膜位移量的研究对象，从表 4-8 可以看出，在相同作用力条件下，两种浓度的消痔灵注射后直肠黏膜在直肠纵轴的位移量逐渐减小，说明直肠黏膜逐渐恢复正常位置。这些数据表明：IRP 兔消痔灵注射后，直肠黏膜组织逐渐变硬，不容易发生形变；消痔灵注射治疗 IRP 效果肯定，能够使脱垂的黏膜上提，其力学征象符合病理学上的组织纤维化变硬的病理表现。从表 4-8 还可以看出，在注射后不同时期，1.5 : 1 消痔灵注射组的直肠黏膜在纵轴的位移量均较 1 : 1 消痔灵注射组小，从力学分析上看 1.5 : 1 消痔灵注射的疗效更好。

· 从有限元评价消痔灵注射治疗直肠内脱垂前后不同平面节点的位移量

（1）方法 将32只兔按IRP造模方案造模，造模后随机分为两组：一组为IRP组，8只兔，分组后即处死解剖取其直肠进行力学指标测算；一组为消痔灵注射组，24只兔，于注射后第3、7、14天分别随机选取8只兔解剖出直肠进行相同的力学指标测算。最后将两组数据输入兔肛门直肠有限元模型，在肛门直肠角上方、肛门直肠角平面、肛门直肠角下方3个横断面的直肠黏膜上，各选取不同冠状位（腹侧、中间位、背侧）的节点，在模拟排便受力的情况下测算这些节点的位移量。

（2）结果 实验动物数量分析：纳入兔32只，实验中6只死亡及时补充，最终32只兔进入结果分析，无脱失值。肛管直肠角平面附近不同节点在直肠纵轴的黏膜位移量，见表4-9至表4-11。

表4-9 消痔灵注射前后肛管直肠角平面上方不同节点在直肠纵轴的黏膜位移量（$x\pm s$，mm）

组别	测试时间	848	852	856
IRP组	分组后	1.9141 ± 0.0300	1.7092 ± 0.2638	1.9058 ± 0.0372
	注射后第3天	1.6856 ± 0.0124	1.5106 ± 0.0107	1.6284 ± 0.0148
消痔灵注射组	注射后第7天	1.5708 ± 0.0120	1.4119 ± 0.0102	1.4937 ± 0.0137
	注射后第14天	1.4306 ± 0.0074	1.2942 ± 0.0061	1.3380 ± 0.0080

经t检验，分析如下。1）在每个节点组内进行比较，848、852与856三个节点在消痔灵注射后第3、7、14天的黏膜位移量均存在显著性差异（$P<0.01$）。2）在每个节点组间进行比较，848、852与856三个节点在消痔灵注射后第3天的黏膜位移量存在显著性差异（$P<0.01$），在注射后第7天与第14天的黏膜位移量同样存在显著性差异（$P<0.01$）。

表4-10 消痔灵注射前后肛管直肠角平面不同节点在直肠纵轴的黏膜位移量（$x\pm s$，mm）

组别	测试时间	653	657	661
IRP组	分组后	1.7166 ± 0.0308	1.2276 ± 0.1793	1.1346 ± 0.0139
	注射后第3天	1.4889 ± 0.0118	1.102 ± 0.0064	1.0347 ± 0.0051
消痔灵注射组	注射后第7天	1.3835 ± 0.0108	1.0458 ± 0.0054	0.9904 ± 0.0043
	注射后第14天	1.2625 ± 0.0061	0.9888 ± 0.0027	0.9454 ± 0.0021

经 t 检验，分析如下。

1）在每个节点组内进行比较，653、657 与 661 三个节点在消痔灵注射后第 3、7、14 天的黏膜位移量均存在显著性差异（P <0.01）。

2）在每个节点组间进行比较，653、657 与 661 三个节点在消痔灵注射后第 3 天的黏膜位移量存在显著性差异（P <0.01），在注射后第 7 天与第 14 天的黏膜位移量同样存在显著性差异（P <0.01）。

表 4-11　消痔灵注射前后肛管直肠角平面下方不同节点在直肠纵轴的黏膜位移量（x±s，mm）

组别	测试时间	588	592	596
IRP 组	分组后	1.5659 ± 0.0248	1.2058 ± 0.0172	1.0770 ± 0.0131
消痔灵注射组	注射后第 3 天	1.3857 ± 0.0096	1.0856 ± 0.0061	0.9829 ± 0.0044
	注射后第 7 天	1.2997 ± 0.0087	1.0327 ± 0.0051	0.9458 ± 0.0037
	注射后第 14 天	1.2019 ± 0.0050	0.9789 ± 0.0025	0.9083 ± 0.0017

经 t 检验，分析如下。

1）在每个节点组内进行比较，588、592 与 596 三个节点在消痔灵注射后第 3、7、14 天的黏膜位移量均存在显著性差异（P <0.01）。

2）在每个节点组间进行比较，588、592 与 596 三个节点在消痔灵注射后第 3 天的黏膜位移量存在显著性差异（P <0.01），在注射后第 7 天与第 14 天的黏膜位移量同样存在显著性差异（P <0.01）。

将表 4-9 至表 4-11 中同一冠状位的节点间进行比较，经 t 检验分析：①848、653、588 三个节点均位于腹侧，它们在注射后第 3、7、14 天的黏膜位移量均存在显著性差异（P <0.05）。②852、657、592 三个节点均位于中间位，它们在注射后第 3、7、14 天的黏膜位移量均存在显著性差异（P <0.01）。③856、661、596 三个节点均位于背侧，它们在注射后第 3、7、14 天的黏膜位移量均存在显著性差异（P<0.01）。

（3）结果分析　因肛管直肠角的存在，其附近不同位置直肠黏膜的生物力学特性存在差异，故值得进行深入研究。本研究选取肛门直肠角附近直肠黏膜的不同有限元节点分析消痔灵注射疗法。由表 4-9 至表 4-11 可以得出在消痔灵注射后，肛门直肠角上下不同横断面、不同冠状位的直肠黏膜节点的位移量不断减小，说明直肠黏膜不断上提，消痔灵注射治疗 IRP 有效。但同时可以得出以下结果：在消痔灵注射后的同一时期，同一横断面腹侧节点的位移量明显大于中间位与背侧的节点；肛管直肠角上方节点的位移量明显大于肛管直肠角及其下方的节点。这些结果说明按照传统消痔灵注射方案治疗 IRP 后，在相同受力条件下直肠黏膜不同层面的位移量是不均匀的。黏膜不均匀的移位可能是影响消痔灵注射治疗 IRP 效果的因素之一。

· 不同受力方向条件下兔直肠黏膜位移量的比较分析

（1）方法　通过测算 IRP 兔直肠黏膜层与黏膜下层的力学指标建立 IRP 兔肛门直肠有限元模型，模拟在直肠黏膜上施加大小相同方向不同的两种力（一种力垂直向下，一种力平行于直肠黏膜方向），以黏膜脱垂相对明显层面的不同节点为观测对象，计算两种力作用下的节点位移量。

（2）结果　两种受力方向的不同节点的黏膜位移量如表 4-12。

表 4-12　两种受力方向的不同节点的黏膜位移量（$x \pm s$，mm）

	848	850	852	854	856
垂直向下的力	1.9010 ± 0.0284	1.7376 ± 0.0300	1.7395 ± 0.0271	1.7600 ± 0.0304	1.9511 ± 0.0135
平行的力	1.9141 ± 0.0300	1.9141 ± 0.0247	1.7092 ± 0.2638	1.7245 ± 0.0295	1.9058 ± 0.0372

经 t 检验，两组间比较后可得出：在腹侧的 848 节点（$P = 0.384 > 0.1$）与 850 节点（$P = 0.279 > 0.1$），两种受力方向的黏膜节点位移量无显著性差异。中间位的 852 节点（$P = 0.04 < 0.05$）、背侧的 854 节点（$P = 0.033 < 0.05$）与 856 节点（$P = 0.031 < 0.05$），这 3 个节点两种受力方向的黏膜节点位移量存在差异。

（3）结果分析　本研究假设直肠黏膜受力作用点在相同位置、力的大小相同，但受力方向不同。从表 4-12 可以看出，在 IRP 兔肛门直肠有限元模型中，在同一平面部分位置受力方向的不同造成直肠黏膜位移量存在差异。说明直肠黏膜受力的方向（由粪便运行中产生的力的方向与直肠黏膜周围肌肉组织收缩舒张的力的方向等联合产生）将影响粪便从直肠黏膜通过。从力学结构上看，当粪便通过直肠时，因肛门直肠角存在曲度，背侧的直肠黏膜首当其冲，腹侧则影响相对小，这可能是造成受力方向不同、不同侧黏膜位移量存在显著性差异的主要原因。通过 IRP 兔直肠黏膜位移量有限元分析可以得出受力方向影响粪便顺利排出体外，临床医师在治疗过程中需关注直肠黏膜层的受力方向。本研究是对受力方向影响直肠黏膜位移的初步探讨，将为 IRP 型便秘的治疗提供理论参考。

·从力学实验引发的思考与课题

前期运用消痔灵注射治疗 IRP 兔已证实有效，并发现注射后兔直肠黏膜的刚性与注射前比较明显增强，我的课题组提出假说：直肠组织力学性质的改变是消痔灵注射治疗 IRP 型排便困难的机制之一。目前在研的国家自然基金课题设计研究 IRP 兔造模的 3 个时期，将每个时期的兔分为空白组（正常饲养）、模型组与治疗组（消痔灵注射）。首先将各组兔进行排粪造影检查，测算粪便通过直肠的速度等指标，客观反映排便情况并验证有限元结果；其次解剖兔取肛门直肠测算组织的弹性模量等力学指标，输入兔肛门直肠有限元模型后模拟排便，在相同条件下计算不同节点的剪应力、位移量等指标，反映粪便通过直肠的受力情况；最后通过分析消痔灵注射治疗、生理过程与造模病理过程 3 种状态，研究直肠有限元节点的数据及影像学指标来探讨直肠的不同力学形态影响排便的机制。该项目首次运用有限元与排粪造影来研究消痔灵注射治疗 IRP 型排便困难的力学机制，结果将为 IRP 的治疗提供科学依据。该课题拟解决 3 个科学问题：

（1）**兔排便困难的诊断**　解决方案：由于兔无法表达排便困难，结合兔生理特性与前期影像检查，课题设计将兔的排便困难情况通过排粪造影进行观察，运用粪便通过直肠的速度与单位时间内粪便通过直肠的量这两个指标来描述。检查前先排空兔肠腔内粪便，在兔肛内塞入人造粪便，观测粪便通过直肠的情况。前期该检查方法已实施，具有可行性。

（2）**有限元模拟排便过程**　解决方案：为真实模拟粪便通过有限元每个层面受力的情况。根据力学"圣维南原理"（对于作用在物体边界上一小块表面上的外力系可以用静力等效并且作用于同一小块表面上的外力系替换，这种替换造成的区别仅在离该小块表面的近处是显著的，而在较远处的影响可以忽略），设计将连续的 3 个层面作为小单元，计算相应层面节点的剪应力与位移量。例如：在兔肛门直肠有限元模型中（内含 15 层平面），在测算直肠第 11 层面节点的指标时，仅对第 11 层面附近的层面（即第 10 至 12 层）施加平行于直肠壁的力，选择第 11 层面中间及其附近的节点进行计算。

（3）粪便通过兔肛门直肠的阻力　解决方案：因直肠周围组织的受力情况复杂，本研究假定直肠外侧壁受力均相同。主要通过粪便通过兔直肠内壁有限元节点时产生的剪应力和位移量，反映粪便通过直肠的阻力。如果节点的剪应力和位移量增大，那么粪便排出直肠的阻力增大，粪便将不易通过直肠。剪应力是指物体由于外因（受力、湿度变化等）而变形时，在物体内各部分之间会产生相互作用的内力以抵抗这种外因的作用，并力图使物体从变形后的位置回复到变形前的位置。有限元计算得出的剪应力云图能从宏观上反映直肠某层面的受力分布情况。

二、临床研究

（一）消痔灵注射辅以中药熏洗治疗脱肛病 30 例的临床研究

1.方法

选取 60 例福建中医药大学附属第二人民医院脱肛患者，随机分为治疗组与对照组，治疗组采用消痔灵注射术辅以中药熏洗，对照组采用单纯消痔灵注射术，比较治疗前后两组在排便频率、排便时间、肛门坠胀感、直肠排空不尽感、肛门镜检、住院时间、住院费用和总体疗效方面差异。

2.结果

见表 4-13 至表 4-19。

表 4-13　治疗前、治疗后第 1 周及停药后第 2 周两组排便频率的分布情况（例）

组别	例数	治疗前				治疗后第 1 周				停药后第 2 周			
		0分	1分	2分	3分	0分	1分	2分	3分	0分	1分	2分	3分
对照组	30	0	3	23	4	0	23	7	0	8	17	5	0
治疗组	30	0	8	18	4	4	20	6	0	12	16	2	0

注：两组积分比较，经秩和检验，治疗前，$P=0.241 > 0.1$；治疗后 1 周，$P=0.253 > 0.1$；停药后 2 周，$P=0.169 > 0.1$。说明两组在排便频率方面治疗前、治疗后 1 周与停药后 2 周无显著性差异。

跟师临证心悟——邓氏痔科流派传薪录（2）

表 4-14　治疗前、治疗后第 1 周及停药后第 2 周两组排便时间的分布情况（例）

组别	例数	治疗前				治疗后第 1 周				停药后第 2 周			
		0分	1分	2分	3分	0分	1分	2分	3分	0分	1分	2分	3分
对照组	30	0	2	26	2	0	18	12	0	9	17	4	0
治疗组	30	0	7	21	2	1	22	7	0	13	16	1	0

　　注：两组积分比较，经秩和检验，治疗前，$P=0.150>0.1$；治疗后 1 周，$P=0.142>0.1$；停药后 2 周，$P=0.163>0.1$。说明两组在排便时间方面治疗前、治疗后 1 周与停药后 2 周无显著性差异。

表 4-15　治疗前、治疗后第 1 周及停药后第 2 周两组肛门坠胀的分布情况（例）

组别	例数	治疗前				治疗后第 1 周				停药后第 2 周			
		0分	1分	2分	3分	0分	1分	2分	3分	0分	1分	2分	3分
对照组	30	0	3	23	4	1	22	7	0	10	17	3	0
治疗组	30	0	5	22	3	4	24	2	0	20	9	1	0

　　注：两组积分比较，经秩和检验，治疗前，$P=0.441>0.1$；治疗后 1 周，$P=0.032<0.05$；停药后 2 周，$P=0.01<0.05$。说明两组在肛门坠胀方面，治疗前无显著性差异。在治疗后 1 周与停药后 2 周，治疗组明显优于对照组。

表 4-16　治疗前、治疗后第 1 周及停药后第 2 周两组直肠排空不尽感的分布情况（例）

组别	例数	治疗前				治疗后第 1 周				停药后第 2 周			
		0分	1分	2分	3分	0分	1分	2分	3分	0分	1分	2分	3分
对照组	30	0	3	26	1	0	25	5	0	9	18	3	0
治疗组	30	0	8	21	1	5	23	2	0	19	10	1	0

　　注：两组积分比较，经秩和检验，治疗前，$P=0.135>0.1$；治疗后 1 周，$P=0.023<0.05$；停药后 2 周，$P=0.01<0.05$。说明两组在直肠排空不尽感方面，治疗前无显著性差异。在治疗后 1 周与停药后 2 周，治疗组明显优于对照组。

表 4-17　治疗前、治疗后第 1 周及停药后第 2 周两组肛门镜检查的分布情况（例）

组别	例数	治疗前				治疗后第 1 周				停药后第 2 周			
		0分	1分	2分	3分	0分	1分	2分	3分	0分	1分	2分	3分
对照组	30	0	2	22	6	1	20	9	0	8	17	5	0
治疗组	30	0	5	20	5	7	18	5	0	18	11	1	0

　　注：两组积分比较，经秩和检验，治疗前，$P=0.359>0.1$；治疗后 1 周，$P=0.036<0.05$；停药后 2 周，$P=0.006<0.01$。说明两组在肛门镜检查方面，治疗前无显著性差异。在治疗后 1 周与停药后 2 周，治疗组明显优于对照组。

表4-18　两组住院时间、住院费用的情况

组别	例数	住院时间（天）	住院费用（元）
对照组	30	9.43 ± 7.78	3722.53 ± 1538.82
治疗组	30	11.27 ± 5.11	3984.54 ± 1414.28

注：经 t 检验，两组住院时间比较，$t=-1.080$，$P=0.285 > 0.1$；两组住院费用比较，$t=-0.687$，$P=0.495 > 0.1$，说明两组在住院时间与住院费用方面无显著性差异。

表4-19　两组总体疗效分布情况（例）

组别	例数	治愈	好转	无效	有效率
对照组	30	7	20	3	90.00%
治疗组	30	14	15	1	96.67%

注：两组总体疗效，经秩和检验，$P=0.046 < 0.05$。说明在总体疗效方面，治疗组明显优于对照组。

3. 结果分析

经比较，在肛门坠胀感、直肠排空不尽感、肛门镜检和总体疗效方面，治疗组明显优于对照组。在排便频率、排便时间、住院时间与住院费用方面，两组差异不显著。消痔灵注射术辅以中药熏洗疗法辨证治疗脱肛病作用良好，值得临床推广应用。从社会经济效益来看，消痔灵注射术辅以中药熏洗疗法具有技术操作、人员配置简单，手术时间短，医疗成本、费用低，术后并发症少，患者痛苦少，无不良反应等优点，优化了脱肛病治疗方案，适合在农村等卫生经济不发达地区作为治疗脱肛病普遍适宜性的优化方案进行临床推广。

（二）肛瘘挂线的三维有限元分析

1. 材料与方法

选取10份直肠癌患者健康的离体肛门内括约肌标本，通过生物力学轴向拉伸及力学参数的采集，测算括约肌组织的杨氏弹性模量、泊松比等力学参数，应用SUPER-SAP软件进行有限元建模，在计算机模型上模拟橡皮筋挂线。

2. 结果

利用弹性模量、泊松比等参数建立肛门内括约肌三维有限元模型，模拟挂线取得整个肛门内括约肌挂线各个节点的综合应力和位移量。

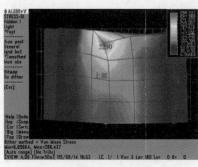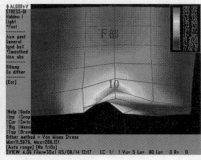

图 4-49　挂线后组织顶部与底部节点的应力云图

3. 结论

在计算机上建立接近正常的人体肛门内括约肌模型，阐述人体软组织有限元建模的思路和方法，模拟分析肛瘘挂线条件下的力学行为，为将来更深入研究不同类型的肛瘘及复杂条件下的肛瘘挂线提供了理论依据。

第二节　传承人陈峰跟师体会

自 1999 年分配到肛肠科起，我开始跟随邓正明主任学习各种肛肠常见病、复杂疑难病，2018 年起我同柯敏辉一起正式成为全国第六批老中医药专家邓正明学术经验继承人，在邓正明主任的指导下，我 2011 年的"盆底表面肌电生物反馈联合'认知—协调—建构'的心理干预疗法治疗功能性便秘的临床研究"获得福州市科技计划项目立项；2013 年的"盆底表面肌电生物反馈对功能性便秘患者的临床症状、生活质量及盆底表面肌电 Glaze 评估的影响研究"获福建医科大学非直属附属医院科研发展专项基金立项；2016 年的"盆底表面肌电生物反馈联合'认知—协调—建构'的心理干预疗法对功能性便秘的疗效及与血清脑肠肽水平变化的相关性研究"获福建省自然科学基金立项，先后在国家级专业期刊发表有关科研论著 20 余篇，多次获福州市优秀科技论文奖。在此，我将跟随邓正明主任学习过程的体会，分别从对中医理论中"证"的认识、对中医肛肠学科的认识和对功能性便秘的临床实践这 3 部分做出总结。

一、对中医理论中"证"的认识

与现代医学比较，中医发展相对缓慢，中医药的生存、发展受到严重的威胁，面对这种现状，我们认为证是中医理论发展的关键，我们不能对证的本身概念含糊不清，更不能忽视对证最根本含义的考察，以此为基础才能更好地发展中医。

（一）证是一种对疾病、药物及体质等多方面相互作用的认识

证产生的历史背景是古代科技水平低下的时期，那时的人们没有条件对疾病与药物进行深入研究，只能依据医者在临床中所观察到的人体外在异常表现及中药方剂对机体及疾病的作用，运用"司外揣内、取内比象"等方法粗线条地来归纳大量临床实践经验，在不断探索中逐步形成中医学理论并总结出各种证型，同时在临床通过运用各种证型治疗疾病的过程中不断深化对人体与疾病、药物的认识。这种认知方式导致不同时期、地区的人因体质不同而对疾病、药物的认识有所差异，从而使人们对疾病与药物的认识与体质密切相关，三者相

互缠结，难以分开，因此可以说中药学是关于疾病与体质的药物学，疾病理论是基于中药与体质的疾病理论。综上所述，医师在临床辨证论治实践中所使用的"证"实质上是包含着对疾病、药物及体质等多方面的相互作用的认识，故这种疾病诊治方式要求医师在对疾病、患者的体质与生活习性及药物知识具有相当程度的认识前提下所确定的对疾病诊治的方案才有可能获得良效。一方面，这使医生不但重视对疾病认识，而且自觉或不自觉地考虑患者体质，从而形成病与体质结合的诊疗模式。另一方面，毕竟受制于古代科技不发达的历史条件，医生无法深入研究人体及疾病过程中各种变化的微观内在机制，从而难以做到准确归纳复杂多变的临床现象，对药物的认识只能通过反复临床试错验证获得，导致"证"没有一个很清晰的定义，具体含义有赖于医师对它的理解与临床经验，这是形成中医各家学说、用药处方各异的原因之一，因此建立在"证"基础上的辨证论治体系只是病与体质结合诊疗模式的雏形。

（二）病及体质的知识是构成证两大基本内容

1. 对病的认识是构成证的内容一个重要部分

证与病都是对人体与疾病的认识，中医最早也是从辨病开始。马王堆出土的医书上就记载有多种疾病名及对病治疗的方药，历代古医籍也常见许多实质是针对某种特定疾病的中药与方剂。对古人而言，对病的认识也是临床诊疗的重要基础，辨证论治实质上还是依据古人所认为的"病"进行的。但由于古代对疾病的认识停留在临床观察与不断积累总结出的经验上，缺乏现代疾病知识，对疾病的病因、机理等止于似是而非的解释，无法在各种疾病基础上建立辨证论治体系，对于辨病的过程只能以含糊的思辨方式来解释说明或略而不提。但不可否认的是，对病的认识是构成证的一个重要组成部分，是辨证论治的基础之一。

病是满足特定条件和实验室检查标准而产生的概念，具有明确的病因、病理变化及一套诊疗标准。对病因明确、病情简单、尚处在早期阶段的疾病，医生只需对病治疗，就有很好疗效，因此充分利用现代医学关于"病"的知识，可以进一步完善对证的认识，提高疗效。但同时我们也应认识到在当今临床实践中，符合单个疾病模型的特殊情况较少，在我们周围的大多数患者患有多种疾病，病程较长、病情复杂，因此疾病之间、疾病与机体之间相互作用与影响所形成异常整体状态即异常体质，是诊疗过程中不可忽视的因素。此时仅对病治疗而没有纠正这种异常体质难以得到满意疗效，可能会造成疾病迁延难愈，因此对证的完整认识还需借助体质方面知识的补充。

2. 对体质的认识是构成证的另一重要内容

证与体质密切相关，各脏腑之间的功能保持在相对稳定下的动态平衡是机体维持正常生命活动的基础。个体由于先天禀赋、生活环境等不同，在对外界适应过程中逐渐出现各脏腑功能的强弱与自我调节修复能力之间差异，从而导致对各种病邪的反应及易感性不同，药物对其的作用亦有差别。即使是具有相同体质的人，因动态平衡的基点不同，稳定程度也是不同的。如年龄增大、宿有旧疾、不良情绪等因素影响，可导致机体功能衰退、维持平衡能力的降低，更容易受致病因素的影响而破坏机体动态平衡从而形成异常状态。一方面这种异常状态对病情的恢复造成许多不利的影响，可能会降低机体抵抗力、影响药物疗效或延长病程，进而影响到疾病发展及转化。另一方面这种不平衡状态本身也是一种致病因素，如不加以纠正，可能会导致新的疾病产生。因此，恢复机体的平衡成为在诊疗中所必须解决的问题。实质上中医基础理论中阴阳五行学说、藏象学说、病因病机等学说都是反映疾病与不同体质相互作用的过程与变化；中药理论中四气五味、升降浮沉、归经等学说也都是纠正异常不平衡状态的学说。辨证论治体系中就包含体质的内容，由此可见，对体质的认识是构成证的另一重要内容，也是中医理论精髓所在。

体质理论还应该与辨证论治体系相统一的，而不是相互割裂。而且体质是多维的，不是仅靠一个简单标准就可判定，如判定某个人为气虚体质，还应深究其是属于心气虚还是脾气虚或者是其他脏器气虚，形成气虚体质是脏器本身原因还是受其他脏器异常影响所致……我们认为一个过于简单的体质标准是难以指导临床实践的，只有在对患者的性格、生活习惯、饮食嗜好、环境地域以及既往发病及变证情况进行深入全面了解的基础上，才可获得对患者体质的真正认识。故一个好的体质标准不但能够依据机体阴阳偏颇对患者的饮食宜忌、养生保健等日常生活进行指导，而且还可以体现体质与证型之间联系，通过对致病因素作用下体质的异常变化及各种体质对疾病的演变、在各证型的转化中所起作用的研究，从而对疾病进行更有效的治疗及病后调理，使病情向有利于机体恢复正常的方向发展。

　　藏象理论是中医学理论的核心，是以五脏为中心的整体观，长期以来一直有效地指导临床实践。而根据藏象理论，脏腑的形态和功能特点是决定体质差异的最根本因素。我们认为体质主要由"心、肝、肺、脾、肾"这5个系统功能状况决定，故将五脏功能作为判定体质的5个维度，可以通过这5个维度阴阳气血津液的偏颇来分析疾病的发展、变化，同时可以根据疾病条件下5个维度阴阳气血津液增减变化状况来采取更适宜的治疗方案。

（三）证是现代疾病理论的发展方向

1. 现代医学实质是假设所有人体质都相同的简化理论

　　证实质是包含两方面内容：①疾病本身作用于机体所产生的表现。②机体因致病因素破坏原先体质内部平衡所形成异常状态，是患者原先体质矛盾进一步激化的结果。以上两方面相互作用、相互影响使病情更加复杂。我们设想极端情况：如果人群中只存在一种疾病，且所有人体质都相同。那么疾病对机体的作用及机体内部失衡情况都一样。所有人发病症状都相同，诊治也相同，此时病证在临床上是等同；如果设想只存在一种疾病，各个人体质不尽相同，在这种情况下，诊疗上的差别在于对体质失衡的纠正情况，此时辨证论治效果优于单纯对病治疗；如果设想存在是多种疾病，人群中体质都相同，这情况相当于忽视证的第二部分内容上所存在差别，也就是视每一种疾病所致机体内部失衡情况都相同，主要考虑疾病对机体作用，这实际上就是现代医学理论。我们从中可以得出现代医学疗效较好的条件是因体质失衡所形成的异常状态的效应对机体的影响要足够小，此时以疾病对机体的作用为主要矛盾，机体动态平衡虽遭急剧破坏，但如短时间内消除病因后可恢复原先状态；或疾病对机体影响尚未达到破坏平衡的程度或效应较小，对疾病进程影响较小，因此现代医学在急救、急性病或各种传染病、其他疾病早期阶段方面有优势。但现实生活中的人群是存在多种疾病的，且各个人体质不尽相同，临床症状更加复杂多变，不是所有体质失衡异常情况都可以忽视。现代医学所暗含所有人体质都相同的一种简化理论，尚有待进一步完善。

2. 疾病对体质的作用与影响是中西医结合重点

　　中医、西医毕竟是两种不同的医学理论，中西医结合只能在原有体系基础上发展。据以上对"证"的认识，我们认为中医学"证"的概念可以很好整合中西医理论，促进现代疾病理论的发展。据证的内容组成，我们可以把证的研究分为以西医的"病"为基础和中医的"体质"为基础的两种中西医结合研究方式进行。其中以西医的"病"为基础的证的研究，因为证所包含对病的认识部分容易与现代医学相接轨，而且易获得一些成果，如证的客观化研究、寻找中西医之间联系、运用现代医学对疾病的认识筛选中药方剂及其提取有效成分或从中医药治疗疾病有效的方、药中寻找有效的治疗药物等。这些依据现代科学与西医学理论和方法，在中医学研究中取得的成果与突破，虽然进一步发展了证理论中关于对病的认识，但我们同时要看到这也是中医逐步融入现代医学的过程，对中医的自身发展是有限的，如果忽视不同疾病对各种体质的作用与影响的研究（即中医的"体质"为基础的研究），容易令中医"失去自我"而使"证"的概念名存实亡。以中医的"体质"为基础的证的研究虽然困难重重，但却是中医这门学科要获得真正发展的必要途径，是中医吸收西医及现代科学的成果来不断丰富自身的过程。而且随着老龄化社会到来，临床上病程长、病情复杂，同时患有多种慢性疾病的人群增多，体质失衡在疾病过程中的作用越来越重要，因此仅仅辨病治疗是不够。疾病对体质的作用应该成为中西医结合的主流，其可以弥补与发展现代疾病理论。因此对证的研究应先分清楚哪些是疾病本身作用于机体所产生的表现，哪些是体质内部平衡所形成异常状态；药物的治疗亦复如是，应分清楚哪些是针对疾病本身，哪些是调理异常体质状态，在这基础上于对病进行治疗的同时调整体质失衡状态，才能收到更好的疗效。例如对高血压病，我们应当分析哪些是高血压所引起的异常，哪些是高血压病所造成体质内部平衡异常，除了根据其血压，还应考虑其体质失衡情况，选择降压药物种类与剂量，并进行相应药物的饮食调理。

二、对中医肛肠学科的认识

中医肛肠学术界长期以来对中医肛肠学科赖以存在基础、任务及发展的方向等问题没有形成一个明确的认识。我们认为，中医肛肠学科的发展必须重视中医特色以形成有自己学科特有的内容，同时也要重视理论创新和观念变革。

（一）中医肛肠学科的特点

中医肛肠学科的研究对象虽然与西医肛肠科基本相同，主要都是肛门及大肠部位的疾病，包括痔疮、肛瘘、肛裂、肛门直肠周围脓肿、直肠脱垂、大肠息肉、肛门乳头状瘤、肛周皮肤病、肛管癌、结直肠癌、便秘、炎症性肠病等，但研究方法直接决定着研究结果，因此中医肛肠学科研究的方法必须体现中医的特色，否则就不是中医肛肠学科，也就没有存在价值，其结果至多为西医肛肠科增加一些内容，这问题需要引起我们中医肛肠学术界注意。中医肛肠学科以中医理论为基础的这一特点决定了其研究一方面必须坚持立足以整体观念为主导、脏腑经络为基础、辨证论治为特点的中医特色，同时必须认识到虽然中医肛肠学科有着悠久的历史和丰富的经验，但囿于当时的科学认识水平，人们对人体认识笼统肤浅，无论在深度上还是广度上都与现在科学和技术无法比拟，在如今的科技背景下，如何在更加广阔的范围和更加深刻的程度上发展中医肛肠学科是迫切需要解决的问题。另一方面，我们需注意扬弃以往中医理论直观、思辨的哲学方式，力求利用现代科学的方法来整理提高，不断充实发展自己的内容和体系，这样才能保证中医肛肠学科的客观性及科学性。

（二）中医肛肠学科存在基础与任务

人体是多层次的复杂系统，肛肠专科各种疾病初期也许是简单的，用作用单一的西药或手术等方式即可解决，但病久必然导致从局部到整体的多方面、不同层次的失调，使仅仅单纯局部治疗效果不显，此时便需要从各方面进行调理治疗。这使中西肛肠医学理论可以多层次并存，同时也是注重整体观念、强调辨证论治的中医肛肠学科之所以至今还有着顽强的生命力且有一定优势的原因。但不幸的是，目前许多中医肛肠科医生忽视中医肛肠这精华之所在，就肛肠疾病中最常见的痔疮而言，临床上许多中医肛肠科医生已习惯要么用"马应龙"麝香痔疮栓、复方角菜酸酯栓，要么纯粹以西医方法来取代中医，如目前中医肛肠科不少单位采用 PPH（procedue for prolapse hemorrhoids）手术来替代中医传统的手术方式这就很值得商榷。治疗便秘亦如此，不是固守几个方，就是采用聚乙二醇 4000 散、"胃肠舒"，既较少考虑肛肠疾病的整体性又忽视辨证论治，这不但脱离了中医理论的指导，同时没有了临床上积极探索的实践，如此下去难免使中医肛肠学科沦为西医肛肠学科的一部分甚至消亡。在这种形势下，中医肛肠学科该如何发展？我们认为中医肛肠学科发展存在两阶段的目标。

基本目标是利用中医的特色，弥补西医肛肠方面不足，提高疗效。我们必须承认目前中医并非主流，如何配合西医治疗提高肛肠常见疾病的诊疗质量及减轻患者所接受的西医肛肠外科手术或非手术治疗的痛苦，为患者的治疗与康复提供更有效的方法和途径也是中医肛肠学科一个重要发展方向。以目前情况来说，中医肛肠学科研究的重点应是病因复杂、现代医学疗效欠佳的病种，主要是一些慢性病、疑难病如慢性便秘、各种炎症性肠病等，发挥西医难以取代的作用。

远期目标则是融合西医理论，共同互补而形成更合理的学科。以"消痔灵"的思路为例，即采用西医的注射手段，又根据中医的"酸可收敛、涩可固脱"理论，采用中药配方而达到治疗目的，使传统的"枯痔"疗法更臻完善。类似的还有能否依据中医理论所认为的"经络是传导毒邪的通路"结合现代肌间瘘学说，对经络与脓肿破溃形成瘘管过程及走向关系等进行探讨，以及如何将"肛垫学说"引入中医对痔的研究中从而实现新的认识等。

因此充分利用现代科学包括现代医学的先进技术、手段和方法的交叉渗透，抛开偏见，吸收现代科技的成果，冲破各自研究的束缚，努力提出新概念、新学说，探索新理论，是实现中医肛肠科守正创新并取得突破性进展的关键，也是中医肛肠学科最重要的任务和它的历史使命。

（三）中医肛肠学科发展应着眼整体观这一特色与优势

祖国医学的整体观认为人体是一个有机整体，与自然环境关系密切，同时也是物质与精神和谐统一的有机体，在这整体观指导下结合数千年诊疗经验所形成的辨证论治体系是中医理论中最精髓的内容，也是中医肛肠学科生命力之所在。因此中医肛肠学科研究应首先着眼于整体，不但要重视大肠肛门局部的病变所导致机体整体上反应及脏腑经络功能盛衰对肛肠病变的影响，如脏腑功能失调的类型与痔的发生、发展及临床表现之间关系；探讨针灸、推拿、按摩、饮食、气功等非药物疗法对大肠肛门病变的整体调节治疗作用；同时也应注意自然环境变化及心理因素对大肠肛门疾病的影响，如季节气候及地方区域对痔病、炎症性肠炎等疾病的影响及生物反馈疗法治疗便秘等都应纳入中医肛肠学科研究范围。其次认识大肠肛门的病变，不能仅局限于病的方面，还应从证的角度来考虑，如痔的辨证分型，除了运用中药处方用药外，还应考虑如何从整体上指导预防与治疗病变。又如，痔疮栓是否也应辨证使用？辨证论治是否可以有效运用于栓剂中？这些问题可以由中医肛肠学会或其他有条件的医疗中心牵头组织来研究，如对临床常用几种中成药痔疮栓进行研究，采用循证医学的研究方法，并尽量达到一级标准，即大宗病例来自多中心、随机、双盲、对照且设计合理，对其疗效进行严格验证，提高其真实性、可靠性以获得公认。中医肛肠学科只有以自身独具而有别于西医肛肠学科的特色，才能在未来医学发展中占有优势，但中医肛肠学科研究中所坚持的中医特色并不是对现代医学的排斥，而是强调其在肛肠病研究中所发挥的主导作用，是中医肛肠学科的精华与标志，同时也要避免因中医特色而束缚自身的发展。我们认为中西医理论及其研究内容方法并非有个明确界限，二者相互缠结，不能截然分开。理论是用来指导临床实践，只要从中医理论出发，无论使用中西药还是采用何种检查手段，只要能获得有效治疗途径或产生新概念、新方法甚至只是思路，能促进理论创新和观念变革，就是中医理论的胜利，只有这样，中医肛肠学科的发展才会有一个光明的未来。

三、对功能性便秘的临床实践

功能性便秘（functional constipation）是以持续排便困难、排便次数减少或排便不尽感为表现的肠道功能性疾病，其病因及发病机制复杂，现代对本病治疗不尽如人意，目前临床主要采用泻剂治疗，其易产生依赖，副作用多且存在停药后易复发的问题；采用外科手术治疗虽然近期疗效比较好，但存在较多的并发症，远期疗效也不理想。如何提高功能性便秘的疗效，一直是肛肠学科研究的重点与难点。在邓正明主任的指导下，我在临床中应用中医中药、心理疗法及盆底表面肌电生物反馈技术等方法相互配合对功能性便秘患者的治疗进行探索。

（一）采取的治疗方法与依据

1. 顾护"脾胃之气"

邓正明主任认为便秘与脾胃、大小肠、三焦、膀胱等脏腑功能密切相关，各种致病因素导致脏腑之间功能失调，气血津液紊乱，而使大肠传导失常引发便秘，其中与脾胃功能关系尤为突出，脾为后天之本、气血生化之源，脾胃之气升降正常是肠道传导功能正常的重要保证，饮食不节、忧思郁怒或久服泻药等均会损伤脾胃，脾胃受损，则中焦升降失司，脾失升清，胃失降浊，升降枢机失常，粪浊积滞，则大肠不能正常传送糟粕，腑气不通，发为便秘；且随着年龄的增长，脏腑功能渐衰，气血化生乏源，大肠传导无力，因脾失健运所致功能性便秘患病率增加，因此补中益气汤加味以治其根本，脾胃之气畅达则五脏六腑皆壮，气血通顺、脾胃升降有节则糟粕得以排出大肠。

正常的情绪主要依赖于气血的正常运行，而脾为气血生化之源，脾虚气弱，气血生化无源，影响了正常的气血运行；心失所养，因而影响到情志方面的改变，故中医藏象学说有"脾在志为思""思出于心，而脾应之"之说。同时脾与肝关系密切，两脏在五行为木土相克关系，肝气疏泄太过或疏泄不足，都会影响脾的运化功能与情志失调，但脾强则不受木侮，如张景岳所说的"脾气本强，即有肝邪，未必能入"，因此健壮脾胃有助于减少异常情绪的发生，另一方面肝为刚脏，体阴而用阳，主疏泄，调节情志，但肝疏泄功能的正常发挥，有赖于脾运化功能，如《名医方论·卷一》中提到的"肝为木气，全赖土以滋培，水以灌溉。若中气虚，则九地不升"，脾气旺盛，气血生化之源充足，则肝有所藏，从而维护肝疏泄功能，气机调畅，气血和调，心情易于开朗，反之则心情易于抑郁。功能性便秘患者，由于病程较长，病情反复发作，容易产生不良情绪，加重了脾胃功能受损，升降失常，肠腑传导夫司，便秘由此而加重；同时受损的脾胃功能，影响了肝疏泄功能，又进一步加强不良情绪，因此脾气虚是加重功能性便秘患者精神心理障碍的一个重要因素。

2. 注重心理调整

精神心理因素在功能性便秘中有所作用。现代许多研究发现便秘患者精神心理障碍发生率较高，尤其是慢性便秘、功能性便秘患者存在精神心理障碍，更易导致精神心理异常，且精神心理因素在便秘发生发病机制中具有重要地位，它们之间呈正相关关系，即精神心理障碍症状越严重，其肛门直肠动力学障碍越严重；便秘症状总分越高，精神症状自评总分越高。目前许多学者试图从脑肠互动（brain-gut interaction）的角度认识心理社会因素的作用，提出脑—肠轴概念，认为中枢神经系统（CNS）与肠神经系统（ENS）一起控制、协调消化道功能，两系统中枢与情感中枢的皮层下整合中心位于同一解剖部位，故易受精神心理因素的影响，当精神心理出现问题时可导致生理功能变化而加重症状，胃肠道功能的障碍也会引起同一部位的情感中枢所控制的各种情绪障碍，从而形成一个恶性循环，这为便秘的治疗提供新的途径。便秘尤其是慢性便秘患者更易导致精神心理异常，从而又进一步加重便秘，这种"便秘←→心理"障碍的恶性循环存在，使功能性便秘疗效差且易复发，这使我们认识到治疗便秘的同时配合心理认知疗法，消除负性情绪，纠正排便的认识可能存在偏差，提高对便秘的正确认识，树立起战胜疾病的信心，打断"便秘←→心理"障碍相互加强的恶性循环，会取得更好的效果，我们引入皮亚杰（J.Piaget）的平衡化建构图式理论，提出"认知—协调—建构"心理干预疗法。

（1）"排便图式"概念的引入　　"认知—协调—建构"的心理疗法是基于皮亚杰的平衡化建构图式理论，皮亚杰的图式学说认为图式源于先天遗传，之后在适应环境的过程中，一方面通过同化作用而进行的内化建构，使主体动作本身的内部协调；另一方面通过顺应作用而进行的外化建构，以协调客体之间的外部关系，图式通过内外双重建构相互协调而不断地改变、丰富和发展起来，是主体反应刺激和认识事物的前提和基础，其中同化、顺应、平衡是图式发展的3个基本的过程，皮亚杰认为图式就是同化和顺应之间的平衡化过程中不断建构起来的。排便是一种复杂而又协调的生理反射过程，最初是一些遗传性的本能反射动作，随着适应各种环境如工作生活条件、饮食习惯、心理因素等的基础上，不断地变化而逐渐形成对排便机能的内在心理结构，因此排便也是一种认知结构，它有患者对排便的认识及机体对排便过程的协调能力这两种具体的组成部分，既是对过去日常排便信息经验和知识的总结，同时又影响和决定着后来排便过程，并在整个排便过程发挥了自动调节的重要作用，因此我们通过引入"排便图式"的概念（即排便的认知结构）来分析便秘患者心理障碍的产生。

（2）排便障碍的心理原因是排便图式平衡化的异常　　排便图式既非先天形成，也非客观环境单纯作用下的结果，而是在机体与外界相互作用过程中，反复通过对排便过程中所获得的信息进行加工而不断自动调节着同化和顺应之间的平衡中逐步形成，虽然在一定范围内人们能够对外界各种因素如忧愁、紧张或生活环境的变化等产生适应性的变化，对排便图式自觉调整从而使之恢复平衡，但如果遭受到影响排便的因素过多或长期反复，同化和顺应之间平衡化失常超出自身承受力的限度，就会导致个人对环境变化的自动调节机制失效，从而形成排便的心理障碍。因此，从排便图式平衡化失常原因这一角度来看，排便的心理障碍分为同化超强于顺应与顺应强于同化这两种情况。同化强于顺应时，患者不顾机体自身参与排便过程的器官结构或功能的异常或周围环境的改变，强烈要求以往正常的排便作为标准，通过服用泻药或其他手段以达到通便的目的，这是缺乏恰当的顺应而出现不协调；顺应大于同化时，患者经常忽视便意，对排便情况不关心，没有形成稳定的排便图式，同时极容易受机体的变化或周围环境的影响，这是缺少所必要的同化所造成排便心理的平衡化故障。因此产生排便心理障碍的根本原因是由于同化与顺应之间自动调节的平衡机制出现障碍，功能性便秘患者在进行诊治之前，由于长期不正常排便已形成顽固的异常排便图式，具有相当的稳定性，并成为支配患者排便的潜意识，因此便秘治疗不仅仅是为了通便，而是重新启动平衡化机制的正常运作，重建患者的排便图式。

（3）"认知—协调—建构"的心理治疗模式　2008年开始我们重视对功能性便秘患者的心理上调节，总结出"认知—协调—建构"的心理疗法，通过"认知→协调→建构"的排便心理治疗模式，协调、平衡功能性便秘患者的同化与顺应之间自动调节，改变旧的平衡模式并向新的排便图式转化。从这方面而言，整个排便障碍心理治疗可分为认知、协调与建构3个阶段。其中认知阶段主要引导患者对自己排便失衡的原因进行探讨，在传授给患者排便的正常机制及便秘的病理改变等相关知识基础上，解释分析患者排便认知中所存在的错误，根据每个患者的病情特点，帮助患者领悟适合自己正确的排便图式；协调阶段重点在于分析同化和顺应哪一方面出现问题，针对性进行治疗，以实现同化和顺应之间新的平衡；建构阶段关键在于让患者认识新旧排便图式之间的区别与联系，并指导患者制定实现二者转换的方法与步骤，以达到逐步形成对排便障碍患者而言正常的排便图式。

3. 盆底表面肌电生物反馈技术

生物反馈训练是一种生物行为治疗方法，将人体不能察觉的生理信息通过仪器转变成可以懂得的信号，患者可以生物反馈治疗仪屏幕上显示的直肠肌电和盆底肌肌电的活动情况，识别自己正常和异常的肌电信号，学会收缩和放松肛门，调节和纠正排便协同动作异常，恢复正常的排便。在国外，生物反馈训练作为功能性排便异常的首选、可接受的有效治疗方法，其中盆底表面肌电生物反馈是一项新近发展的技术，通过分析患者表面肌电数据，制定不同训练目的的生物反馈方案，目前这研究仍在国际性合作开展中，其治疗便秘具有无创伤、无痛苦的优点，还可通过模拟生物电刺激改善盆底血供，增强患者盆底神经肌肉的兴奋性，促进肠蠕动，增加便意，达到治疗目的。

生物反馈训练尤适用于功能性便秘中的盆底失弛缓综合型（属非完全神经源性）、盆底松弛型，不伴有明显的直肠、子宫和膀胱等脏器脱垂，且精神正常、认知良好、有较强的治疗愿望的患者，对慢传输型便秘患者效果欠佳。目前对患者进行生物反馈疗法时一般先行胃肠传输试验、肛门直肠测压、排粪造影等检查，之后进行 Glazer 盆底表面肌电评估，包括 60 秒前基线测试、5 次快速收缩、5 次持续收缩和放松、持续 60 秒收缩和 60 秒后基线测试 5 个步骤，分析盆底肌收缩时产生肌电信号（SEMG）的波幅、变异系数、动作速度和肌纤维运动类型等，评估盆底收缩放松功能。根据评估结果，盆底失迟缓型、盆底松弛型、混合型选择不同治疗方案，一般每周治疗 5 次，10 次为 1 个疗程，每次 20~30 分钟，一般推荐 2~3 个疗程。

（二）临床研究

1. 补中益气汤加味联合心理干预治疗脾虚气弱型功能性便秘的临床观察

· 资料

（1）**诊断标准** ①功能性便秘根据罗马Ⅲ诊断标准，在诊断前至少 6 个月中最近 3 个月有症状发作。首先，应包括以下两个或以上症状：至少 25% 的排便有努挣；至少 25% 的排便为硬粪块；至少 25% 的排便有不完全排空感；至少 25% 的排便有肛门直肠阻塞感；至少 25% 的排便需手助排便（如应手指排便、支托盆底）；每周排便少于 3 次。第二，不用泻药时软粪便少见。第三，不符合 IBS 的诊断标准。②中医辨证：参照 1994 年国家中医药管理局制定的《中医病证诊断疗效标准》中便秘证候分类，脾虚气弱型便秘的表现为大便干结如粟，临厕无力努挣，挣则汗出气短，面色㿠白，神疲气怯，舌淡，苔薄白，脉弱。

（2）**纳入标准** 符合上述功能性便秘诊断标准，中医辨证属脾虚气弱型便秘患者，年龄 ≥ 18 岁，同意接受本药治疗并签署知情同意书者。

（3）**排除标准** 有报警症状如消瘦、贫血、血便、腹部包块等者；合并有慢性腹泻等胃肠道感染者；经检查有直肠、结肠器质性病变者；患有严重的心、脑、肝、肺、肾等重要脏器疾病，糖尿病，恶性肿瘤及明显精神疾病患者；合并有传染性疾病患者，如肺结核、乙型肝炎、性病等；不能按规定服药，无法判断疗效或资料不全，影响疗效和安全性评价判断者。

（4）**一般资料** 60例均为福州市第一医院肛肠科门诊或住院符合上述诊断的病例，采用pocock simon序贯不平衡指数法，分为治疗组和对照组。治疗组30例中，男13例、女17例；平均年龄为55.2±11.1岁；病程3~30年，平均13.96±10.14年；中医证候积分为8.30±2.05；SDS为54.53±6.75，SAS为43.33±7.08。对照组30例中，男11例、女19例；平均年龄为51.33±11.73岁；病程2~27年，平均17.57±9.26年；中医证候积分为7.87±1.85；SDS为53.17±8.21，SAS为44.83±8.03；两组年龄、性别、病程、病情等资料比较差异无显著性意义（$P>0.05$），具有可比性。

· 方法

（1）**治疗方法** 对照组：采用补中益气汤加味结合基础疗法（多食带纤维素的食物，并多饮水、增加活动等）治疗。黄芪30g，党参24g，生白术30g，升麻10g，柴胡10g，陈皮10g，当归10g，炙甘草5g，肉苁蓉15g，刺五加10g，五味子10g，每日1剂，水煎取汁600ml，分早晚两次饭后1小时口服，10日为1个疗程，2个疗程结束判定疗效。治疗组：治疗组在此基础上增加"认知—协调—建构"的心理干预疗法。"认知—协调—建构"疗法的过程如下。

1）认知阶段：首先建立良好的医患关系，耐心地与倾听患者病情，听取他们的心理感受，收集详细资料，评估、分析引起患者便秘的原因、经过及排便前后时情绪，同时把排便的正常机制及便秘的病理改变等相关知识详细教授给患者，明确告诉患者其对排便的认识所存在偏差是造成如今排便不顺利一个重要因素。

2）协调阶段：引导患者对自己排便异常的原因进行探讨，让患者认识到长期异常排便所形成的错误认知及其成为支配患者排便时的潜意识是形成排便心理障碍的重要原因，分析参与排便过程的各组织器官调控与外界环境的变化相适应过程中有哪一方面出现问题，开始消除对排便时所存在着不良的认知、负性情绪，以提高自我调节能力，更好协调机体与外部的平衡能力，为形成正常排便创造条件。

3）建构阶段：根据每个患者的文化背景、周围环境、个性特点等特点，指导患者排便规律的重建构，使其形成对功能性便秘患者而言正常的排便习惯，同时在每次排便中来检验、修正，最终实现建立与目前患者状况相适应的新"排便习惯"。定期与患者相互交流，与患者家属相互配合、鼓励、支持，形成互动，强化新的排便模习惯，提高患者的治疗依从性从而提高疗效、减少以后复发的危险。

"认知—协调—建构"疗法每周2次，每次30分钟，2周为1个疗程。

（2）**观察指标及证候疗效评价标准**　选定功能性便秘最常见的症状和体征，如排便不尽感、排便费力、大便次数、排便时间和大便性状及脾虚气弱证中的大便干结、排便无力、挣则汗出、面色㿠白、神疲气怯等作为治疗指标，按无、轻、中、重进行量化，分别计为0、1、2、3分；心理疗效评价采用抑郁自评量表（SDS）、焦虑自评量表（SAS），统一指导后由患者自评，两量表各为20个项目（症状），每种症状按出现频率分成4级评分，自评结束后统计自评分，再换算成标准评分。

疗效性治疗：分别记录用药前及用药后两组病例便次、排便时间、粪便的性状、排便费力及中医证候和心理状态的改善、停药3个月后复发情况。

计算方法为积分法 $n=$（治疗前总积分—治疗后总积分）/治疗前积分 $\times 100\%$。

临床痊愈：症状消失，大便正常，积分较治疗前降低 $\geqslant 90\%$。

显效：便秘症状明显改善，积分较治疗前降低 $\geqslant 70\%$。

有效：症状好转，积分降低 $\geqslant 30\%$。

无效：症状无改善，积分无降低。

（3）**统计学方法**　正态分布的计量资料采用 t 检验，计数资料采用卡方检验，等级资料和非正态分布的计量结果资料采用秩和检验，用SPSS13.0软件处理比较分析后得出研究结果。

·结果

两组临床疗效比较如表4-20所示。

表 4-20　治疗后两组临床总体疗效比较

组别	例数	显效	有效	无效	总有效
对照组	30	7（23.3%）	13（43.3%）	10（33.3%）	20（66.7%）
治疗组	30	17（56.7%）	6（20%）	7（23.3%）	23（76.7%）

注：经 wilcoxon 检验，$Z=-2.12$，$P=0.034<0.05$ 由此认为两组疗效有显著性差异。

两组中医证候治疗前后症状总积分变化如表 4-21 所示。

表 4-21　两组中医证候治疗前后症状总积分变化（均数 ± 标准差）

组别	例数	治疗前总积分	治疗后总积分
对照组	30	7.87 ± 1.85	3.8 ± 1.06
治疗组	30	8.30 ± 2.05	3.7 ± 1.23

注：因中医证候积分不符合正态分布，经配对样本比较的秩和检验，治疗组与对照组治疗前积分组内比较均 $P=0.00<0.01$，有非常显著性差异；表明两组都能明显降低便秘患者临床症状积分、改善中医症状，但治疗后两组症状积分比较无显著差异，$P=0.685$，提示"认知—协调—建构"的心理干预疗法不能进一步提高中医证候的疗效。

两组治疗后主要症状改善比较如表 4-22 所示。

表 4-22　两组治疗后排便不尽感、排便费力、大便次数、大便性状、排便时间积分比较（均数 ± 标准差）

		例数	排便不尽	排便费力	大便次数	大便性状	排便时间
疗前	对照组	30	1.83 ± 0.83	2.03 ± 0.67	1.50 ± 0.78	1.93 ± 0.58	1.80 ± 0.85
	治疗组	30	1.73 ± 0.74	1.97 ± 0.77	1.70 ± 0.87	1.87 ± 0.73	2.07 ± 0.69
疗后	对照组	30	1.17 ± 0.53	0.93 ± 0.64	0.87 ± 0.57	0.73 ± 0.52	1.30 ± 0.59
	治疗组	30	0.70 ± 0.47	0.87 ± 0.68	0.67 ± 0.48	0.77 ± 0.68	0.90 ± 0.76

注：两组各主要症状积分比较有显著差异，$P<0.01$；治疗后治疗组与对照组比较排便不尽感积分非常显著差异，$P<0.01$；排便时间积分比较有显著差异，$P<0.05$，排便费力、大便次数、大便性状积分比较无显著差异。提示"认知—协调—建构"的心理干预疗法，在改善功能性便秘患者的排便不尽感、排便时间有满意的疗效，优于对照组；但在减少排便费力、大便次数、大便性状比较上，两组无明显差异，说明加以心理干预疗法，能更有效减轻患者主观上感觉并有意识对排便情况加以控制。

两组治疗前后 SDS、SAS 评分比较如表 4-23 所示。

表 4-23　两组治疗前后 SDS、SAS 变化（均数 ± 标准差）

组别	例数	SDS		SAS	
		治疗前	治疗后	治疗前	治疗后
对照组	30	53.17 ± 8.21	45.30 ± 5.81	44.83 ± 8.03	40.13 ± 6.54
治疗组	30	54.53 ± 6.75	41.77 ± 5.18	43.33 ± 7.08	37.03 ± 4.72

注：经统计学 t 检验，治疗前后两组 SDS、SAS 积分比较有显著差异，$P<0.01$；表明随着便秘症状改善，患者心理状态也好转；治疗后治疗组与对照组比较均有显著差异，$P<0.05$，提示治疗组的心理状况改善优于对照组，这可以说明其所具有的优势。

两组复发率比较如表 4-24 所示。

表 4-24　两组复发率比较

组别	例数（总有效）	有效	复发
对照组	20	12	8
治疗组	23	21	2

注：两组经卡方检验，$P=0.028<0.05$，由此认为两组疗效有显著性差异，表明通过心理干预提高患者对便秘及自身情况的认识，改善自己的排便图式，使其有意识地协调与周围环境的关系，减少不良情绪的发生，从而具有更好的依从性和适应性。

·体会

祖国医学认为脏腑之间功能失调、气血津液紊乱，都会使大肠传导失常引发便秘，其中脾为气血生化之源，脾胃之气升降正常是肠道传导功能正常的重要保证，且随着年龄的增长，脏腑功能渐衰，气血化生乏源，大肠传导无力，因脾失健运所致功能性便秘患病率增加，因此我们以功能性便秘中常见的脾虚气弱型作为研究目标，并在补中益气汤原方基础上加肉苁蓉、刺五加、五味子，同时加大白术用量。补中益气汤治脾虚气弱之根本，使脾胃之气畅达则五脏六腑皆壮，气血通顺、脾胃升降有节则糟粕得以排出大肠；肉苁蓉补肾益精、润肠通便，具有明显的促进排便作用；重用白术以期取得良好的补气通便之功，现代药理实验亦证实，大剂量白术有促进肠胃分泌和促进肠蠕动的作用；加用五味子、刺五加为我科结合长期便秘患者多伴有焦虑、抑郁等心理方面障碍而使用的经验用药，取其宁心安神之效同时合黄芪、党参使补气健脾之功益著，诸药合用，补益中气、润肠通便、宁心而获效。

虽然中医药治疗功能性便秘有着相当优势，但同样也存在着远期疗效还不够理想及易复发的问题，其原因与忽视对患者的精神心理进行纠正有关。现代研究表明便秘患者精神心理障碍发生率较高，尤其是慢性便秘患者存在精神心理障碍，更易导致精神心理异常。在中医药治疗便秘的优势的基础上加以心理干预，以消除负性情绪，纠正排便的认识所存在偏差，树立起战胜疾病的信心，打断功能性便秘患者更易导致精神心理异常，从而又进一步加重便秘的这种"便秘←→心理障碍"相互加强的恶性循环。我们把功能性便秘心理治疗分为认知、协调与建构3个阶段，在认知阶段把排便的正常机制及便秘的病理改变等相关知识详细教授给患者，特别向患者解释功能性便秘的良性本质，解除患者的心理负担，帮助患者充分认识导致便秘的因素，引导患者对自己排便失衡的原因进行探讨，以消除患者的悲观和失望情绪，使患者对排便整个心境得到改善；认知阶段的重点在于解释分析患者排便认知中所存在的错误基础上，根据每个患者的病情特点，帮助患者领悟适合自己正确的排便习惯；协调阶段主要根据患者自身的调节能力与所遇到异常因素的严重程度，针对性地进行治疗，调节和纠正好患者的排便障碍病理基础，为实现稳定的新的平衡创造条件；建构阶段的关键在于通过医者与患者相互交流的能动建构，指导、鼓励患者坚持合理饮食和形成良好的生活习惯等，以达到逐步形成对排便障碍患者而言正常的排便规律。因此，我们认为在药物治疗功能性便秘同时提高患者对便秘的正确认识，积极调动患者从身心两方面上有意识进行自我调节，更好地适应周围环境的变化，建立适合自己的排便规律，是提高与巩固功能性便秘疗效的关键。

本临床研究的结果显示，补中益气汤加味结合"认知—协调—建构"的心理干预疗法，通过临床随机对照观察，在心理症状的改善同时排便症状也得以显著改善，疗效明显优于对照组。这种方式不仅可明显提高功能性便秘的临床疗效，尤其是远期疗效，减少长期使用通便药导致的不良反应，而且降低复发率，减轻便秘带来的严重后果。

2. 盆底表面肌电生物反馈对功能性便秘患者的临床症状、生活质量及盆底表面肌电 Glaze 评估的影响研究

· 资料与方法

选择符合功能性便秘诊断标准的 120 例福州市第一医院肛肠科门诊或住院符合患者，男 54 例，女 66 例；平均年龄为 45.26 ± 16.27 岁；病程 3~30 年。盆底表面肌电生物反馈每周 2 次，每次 30 分钟，10 次为 1 个疗程，2 个疗程后采用凯格尔盆底肌肉家庭锻炼并定期随访，治疗 1 个月后对照治疗前后的临床症状、生活质量及盆底表面肌电 Glaze 评估。

· 结果

在纳入研究病例基础上，剔除 16 脱落的病例（因未能坚持治疗退出实验），得到病例 104 例。

治疗前后临床总体疗效如表 4-25 所示。

表 4-25　治疗前后临床总体疗效

例数	显效	有效	无效
104	4（3.84%）	45（43.27%）	55（52.88%）

治疗前后症状总积分变化如表 4-26 所示。

表 4-26　两组治疗前后症状总积分变化（$\bar{x}\pm s$）

例数	治疗前总积分	治疗后总积分
104	9.58 ± 2.83	6.56 ± 2.30

注：经统计学 t 检验，结果表明在症状总积分改变上，治疗前后比较均有非常显著差异，$P<0.01$。

治疗前后主要症状改善比较如表 4-27 所示。

表 4-27 治疗前后排便不尽感、排便费力、大便次数、大便性状、排便时间积分比较（$\bar{x}\pm s$）

	例数	排便不尽	排便费力	大便次数	大便性状	排便时间
疗前	104	1.45 ± 1.06	1.99 ± 0.80	1.94 ± 0.96	1.86 ± 0.98	2.34 ± 0.82
疗后	104	1.00 ± 0.74	1.36 ± 0.68	1.90 ± 0.95	1.82 ± 0.96	1.36 ± 0.77

经统计学配对样本 t 检验，结果表明治疗前后各主要症状中排便费力、排便时间、排便不尽感、积分比较有显著差异，$P<0.01$；大便次数、大便性状比较无显著差异，$P>0.05$。

治疗前后便秘患者生活质量量表评分比较如表 4-28 所示。

表 4-28　治疗前后便秘患者生活质量量表评分比较（$\bar{x}\pm s$）

	治疗前	治疗后
担忧因子	32.97 ± 10.11	26.75 ± 9.31
满意度因子	18.26 ± 3.93	12.79 ± 3.35
社会心理因子	17.75 ± 5.86	14.68 ± 3.97
生理因子	5.72 ± 2.57	4.94 ± 1.90
总分	74.56 ± 16.93	58.72 ± 14.62

注：经统计学配对样本 t 检验，结果表明治疗前后患者治疗后 PAC-QOL 总分及各项因子分，有显著统计学差异（$P<0.01$）。

治疗前后便秘患者盆底表面肌电 Glaze 评估比较如表 4-29 所示。

表 4-29　治疗前后便秘患者盆底表面肌电 Glaze 评估比较（$\bar{x}\pm s$）

sEMG 信号参数		治疗前	治疗后	值 P
前基线	平均波幅	4.04 ± 2.42	3.70 ± 2.11	$P<0.01$
快速收缩	最大收缩力	32.19 ± 20.71	35.14 ± 18.56	$P<0.01$
	平均收缩力	13.63 ± 11.10	16.05 ± 8.27	$P<0.01$
持续收缩	10 秒放松	4.87 ± 2.81	4.69 ± 3.15	$P>0.05$
	变异系数	0.36 ± 0.15	0.27 ± 0.06	$P<0.05$
	休息放松	4.75 ± 2.75	4.44 ± 3.16	$P>0.05$
后基线	平均波幅	4.16 ± 2.82	4.26 ± 2.67	$P>0.05$

注：经统计学配对样本 t 检验，结果表明治疗前后患者前基线平均波幅、最大收缩力、平均收缩力及变异系数，有显著统计学差异（$P<0.01$）；10 秒放松、休息放松及后基线平均波幅比较无显著差异，$P>0.05$。

·体会

生物反馈训练是一种生物行为治疗方法，将人体不能察觉的生理信息通过仪器转变成可以懂得的信号，患者可以生物反馈治疗仪屏幕上显示的直肠肌电和盆底肌肌电的活动情况，识别自己正常和异常的肌电信号，学会收缩和放松肛门，调节和纠正排便协同动作异常，恢复正常的排便。在国外，生物反馈训练作为功能性排便异常的首选的、可接受的有效治疗方法。其中盆底表面肌电生物反馈是一项新近发展的技术，其通过分析患者表面肌电数据，制定不同训练目的的生物反馈方案，目前关于此技术的研究仍在国际性合作开展中。盆底表面肌电生物反馈治疗便秘具有无创伤、无痛苦的特点，还可通过模拟生物电刺激，改善盆底血供，增强患者盆底神经肌肉的兴奋性，促进肠蠕动，增加便意，从而达到治疗目的。Glazer 盆底评估是美国康奈尔大学应用心理生理学教授 Howard Glazer 在对大量盆底功能障碍患者的表面肌电数据进行分析所建立标准数据库，可以根据分析结果指导制定不同训练目的的生物反馈方案及监测治疗效果。

在对功能性便秘的临床疗效评价上，目前许多研究仍以通过收集患者的临床症状、体征作为评价依据，而忽略了患者自身对治疗效果的评价。随着传统的生物医学模式向"生物—心理—社会医学"模式转化，能综合评价患者的主观感受、功能状态和生存质量的患者报告临床结局（pat1entreportedoutcome，PRO）指标，在临床中越来越受到重视，被认为能更真实地反映治疗效果，因此我们采用中文版便秘患者生活质量量表（PAC-QOL）进行研究。该自评量表由 Mapi Research Trust 开发为 44 种语言版本在全球范围内使用，能全面测定便秘患者的生存质量，具有较好的可行性、信度、效度和反应度。同时针对 PAC-QOL 对慢性便秘特有症状的关注较少的问题，我们选取了临床中功能性便秘常见的大便性状、排便频率、排便时间、肛门坠胀感、直肠排空不尽感等指标。本项目结合便秘患者的临床症状、生存质量和盆底表面肌电 Glaze 评估共同评价临床疗效，研究的结果显示功能性便秘患者经两个疗程盆底表面肌电生物反馈锻炼后的排便费力、排便时间、排便不尽感等临床症状及患者的心理状态、收缩功能得到显著改善，但对放松功能影响未见明显成效，可能需要更长时间锻炼，同时亦提示我们增加治疗疗程有可能会取得更好的效果。

3. 盆底表面肌电生物反馈联合"认知—协调—建构"的心理干预疗法对功能性便秘的疗效及与血清脑肠肽水平变化的研究

· 资料与方法

选择符合功能性便秘诊断标准的 60 例本院肛肠科门诊或住院符合患者，治疗组 30 例采用盆底表面肌电生物反馈辅以"认知—协调—建构"的心理干预疗法，对照组 30 例采用盆底表面肌电生物反馈辅以基础疗法。两组患者治疗 2 个疗程后对照观察治疗前后两组在治疗前后排便频率、排便时间、肛门坠胀感、直肠排空不尽感等功能性便秘常见症状，体征及抑郁自评量表（SDS）、焦虑自评量表（SAS）等心理疗效变化，并应用酶联免疫吸附法（ELISA）检测两组外周血浆中胃泌素（GAS）、血管活性肠肽（VIP）、5- 羟色胺（5-HT）、P 物质（SP）等血清脑肠肽的浓度水平变化。

· 结果

在纳入研究病例 60 例的基础上，剔除 10 例脱落的病例，最后完成病例 50 例，其中对照组 23 例、治疗组 27 例。两组年龄、病程、心理状况比较如表 4-30 所示。

表 4-30　两组年龄、病程、心理状况比较

组别	例数	年龄	病程	SDS	SAS
对照组	23	41.91 ± 13.97	5.13 ± 3.91	50.22 ± 10.53	50.00 ± 4.65
治疗组	27	52.70 ± 10.48	6.93 ± 5.12	49.04 ± 11.17	51.19 ± 5.62
统计	50	$P = 0.165$	$P = 0.433$	$P = 0.704$	$P = 0.43$

注：两组病例的年龄、病程、心理状况经方差齐性检验分析 $P > 0.1$，无显著性差异，具有可比性。

两组临床疗效比较如表 4-31 所示。

表 4-31　治疗后两组临床疗效比较

组别	例数	显效	有效	无效	总有效
对照组	23	0（0%）	13（56.5%）	10（43.5）	13（56.5%）
治疗组	27	1（3.7%）	19（53.3%）	7（25.9%）	20（74.1%）

注：经 Mann-Whitney 检验，Z=-2.57，$P=0.01<0.05$ 由此认为两组疗效有显著性差异。

两组治疗前后症状总积分变化如表 4-32 所示。

表 4-32　两组治疗前后症状总积分变化（均数 ± 标准差）

组别	例数	治疗前总积分	治疗后总积分
对照组	23	8.52 ± 1.97	5.65 ± 1.58
治疗组	27	8.85 ± 2.07	6.11 ± 1.45

注：经统计学相关样本 Wilcoxon 检验，结果表明在症状总积分改变上，两组治疗前后比较均有非常显著差异，$P<0.01$；治疗后治疗组与对照组症状积分比较无显著差异，$P=0.60 > 0.05$。

两组治疗后主要症状改善比较如表 4-33 所示。

表 4-33　两组治疗后临床症状积分比较（均数 ± 标准差）

	例数	排便不尽	排便费力	大便次数	大便性状	排便时间
疗前 对照组	23	1.48 ± 0.73	2.04 ± 0.56	1.30 ± 0.82	1.48 ± 0.90	2.13 ± 0.63
治疗组	27	1.30 ± 0.78	2.04 ± 0.52	1.70 ± 0.67	1.93 ± 0.78	1.89 ± 0.80
疗后 对照组	23	1.13 ± 0.63	1.56 ± 0.51	0.87 ± 0.76	1.04 ± 0.77	0.91 ± 0.51
治疗组	27	0.85 ± 0.53	1.37 ± 0.49	1.19 ± 0.56	1.63 ± 0.56	1.07 ± 0.62

注：经统计学相关样本 Wilcoxon 检验，结果表明治疗后两组各主要症状积分比较有显著差异，$P<0.01$；统计学 t 检验，治疗后治疗组与对照组比较排便不尽积分比较有显著差异，$P<0.05$；其他症状积分比较无显著差异，$P > 0.05$。

两组治疗前后 SDS、SAS 评分比较如表 4-34 所示。

表 4-34　两组治疗前后 SDS、SAS 变化（均数 ± 标准差）

组别	例数	SDS		SAS	
		治疗前	治疗后	治疗前	治疗后
对照组	23	50.74 ± 9.96	42.17 ± 7.75	49.65 ± 4.13	46.83 ± 3.87
治疗组	27	48.60 ± 11.55	40.96 ± 8.75	51.48 ± 5.88	47.15 ± 4.06

注：经统计学相关样本 Wilcoxon 检验，治疗前后两组 SDS、SAS 积分比较有显著差异，$P<0.01$；治疗后治疗组与对照组比较均无显著差异，$P > 0.05$。

两组治疗前后血清脑肠肽比较如表 4-35 所示。

表 4-35　两组治疗前后血清脑肠肽比较（均数 ± 标准差）

	例数	胃泌素（ng/ml）	血管活性肠肽（pg/ml）	5- 羟色胺（ng/ml）	P 物质（pg/ml）
疗前 对照组	23	4.92 ± 4.35	45.33 ± 38.42	30.39 ± 36.26	19.97 ± 15.34
治疗组	27	4.45 ± 2.65	39.98 ± 22.98	24.76 ± 11.30	16.91 ± 11.23
疗后 对照组	23	13.36 ± 12.71	120.69 ± 115.08	72.89 ± 77.52	59.35 ± 101.77
治疗组	27	11.86 ± 11.08	153.92 ± 162.54	86.81 ± 72.38	68.24 ± 89.64

注：经统计学相关样本 Wilcoxon 检验，结果表明治疗后治疗组与对照组指标比较有显著差异，$P<0.05$；经 Mann-Whitney 检验，治疗后治疗组与对照组血清脑肠肽各项指标比较无显著差异，$P > 0.05$。

·体会

本项目研究表明两组患者治疗前后主要症状及心理状态有显著改善，并影响脑肠肽的代谢。这说明盆底表面肌电生物反馈，一方面通过改善盆底肌肉控制能力和协调性，改善便秘症状，打断"便秘←→心理障碍"的恶性循环，患者心理状态也好转；另一方面随着便秘症状好转，我们推测其可能会通过影响肠神经系统，分泌一些神经递质并上行反馈到 CNS。在盆底表面肌电生物反馈基础上加以"认知—协调—建构"的心理干预疗法，能更好地改善患者排便心理障碍，有助于调节 CNS 功能活动，并下行影响肠神经系统以及胃肠道效应细胞，两者共同影响脑肠肽的代谢，改善脑肠肽分泌的紊乱，协调脑—肠轴的功能，调节胃肠功能及排便过程，因此能获得更好的疗效的部分机制。研究结果亦显示加以"认知—协调—建构"的心理干预疗法对患者的排便不尽、排便费力等症状改善明显优于对照组；能更有效减轻患者主观上感觉并有意识对排便情况加以控制，治疗后两组 SDS、SAS、血清脑肠肽积分等各指标比较无显著差异，我们认为一方面对功能性便秘患者病程较长，对心理障碍的治疗的效果也需要一个较长的过程才能体现出，因此我们认为治疗组对功能性便秘的长期疗效及降低复发率，对脑肠肽的影响更有优势；另一方面项目组的心理咨询师在对患者进行心理疏导的过程中针对性不强且疗程不足，因此心理咨询师可以适当进行便秘方面的培训并坚持随访跟踪以更好对便秘患者进行心理疏导。

第五章　肛肠疾病食疗与保健

第一节　根据体质养护脾胃

中医认为"养脾胃就是养元气，养元气就是养生命"，脾胃作为后天之本，其健康是影响寿命长短的重要因素，一旦出了问题，很可能连累五脏，五脏损其本，人则折其命。而调护脾胃讲究的就是一个"吃"字，"病从口入，祸从口出"，这是中国人民经生活验证而总结出的至理名言。脾胃作为人体消化系统有7道门坎，古代医书《难经》称其为"七冲门"，分别为"唇为飞门，齿为户门，会厌为吸门，胃为贲门，太仓下口为幽门，大肠小肠会为阑门，肛门为魄门"，而唇齿作为食物进入身体第一个关口尤为重要，其出了差错势必影响到最后一个关口——"魄门"。中医自古有"医食同源"的说法，认为食物既能提供人体能量，也能治病、健身、益寿。"三分治，七分养"，这是古代医家在长期医疗实践中总结出来的经验，他们认为饮食疗法可以促进消化功能的恢复，是调养的重要一环。

早在春秋战国时期，中医就已经认识到了饮食调理的重要性，如《黄帝内经》中就提到："五谷为养，五果为助，五畜为益，五菜为充，气味合而服之，以补精益气"。"五谷"指的是稻、黍、稷、麦、菽，含有丰富的碳水化合物和纤维素。"五畜"指的是动物性肉食，每天进食适量的肉、蛋、奶、鱼等食品，是人体营养必要的补充，有利于营养缺乏及体衰患者恢复体质。蔬菜水果含有丰富的维生素、矿物质及一些重要的酶。

这些谷、果、畜、菜都是人体新陈代谢所必需的，它们有寒热酸甜之偏性，而人的体质也有虚实寒热之分，因此针对饮食调理，中医将人的体质细分为平和质、气虚质、阳虚质、阴虚质、痰湿质、湿热质、瘀血质、抑郁质、特禀质。生活中，我们应根据不同人的体质特征，选择相应的食物，避免五味偏嗜。

（1）平和质　这类人处于一种相对健康的状态，没有生病的时候不需药物调养。饮食宜营养丰富，荤素合理搭配，不可偏食，进食应有所节制，不可过饥过饱，不要食用偏寒偏热的食物。

（2）气虚质　这类人平常易患感冒，抵抗力弱，形体偏瘦，易疲劳。饮食上应常吃粳米、糯米、小米、山药、土豆、大枣、胡萝卜、香菇、鹅肉、鹌鹑、

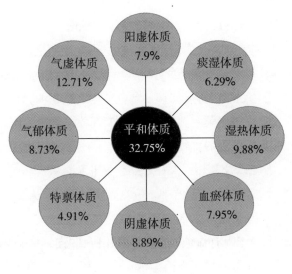

气虚体质 12.71%

阳虚体质 7.9%

痰湿体质 6.29%

气郁体质 8.73%

平和体质 32.75%

湿热体质 9.88%

特禀体质 4.91%

血瘀体质 7.95%

阴虚体质 8.89%

图 5-1　体质的分类

牛肉、兔肉、鲢鱼等甘温益气的食物，少吃萝卜、槟榔等耗气食物。药膳方面，此类人可食茯苓粳米粥（茯苓 12g、粳米 100g）、山药桂圆粥（山药 100g、桂圆 15g）等。

（3）**阳虚质**　这类人阳气不足，经常出现怕冷畏寒、过食寒凉之物易引起泄泻、身体乏力等虚象。饮食上应常吃生姜、韭菜、荔枝、菠萝、桃、羊肉、狗肉等温阳益气之品，少吃冰激凌、西瓜、梨等生冷之品，其有伤阳之弊。药膳方面，这类人可食用红糟羊肉汤（羊肉 500g、红糟 250g、姜 1 段、盐 3 克、红糖 3 克），当归生姜羊肉汤（当归 15g、生姜五片、羊肉 100g），韭菜炒胡桃仁（胡桃仁 20g、韭菜 30g）等。

（4）**阴虚质**　这类人体内津液精血等物质亏少，易怒，口干，不耐热，但形体消瘦，睡时易出汗，醒时不出汗。可多吃甘凉滋润食物，如银耳、茼蒿、雪梨、木瓜、无花果、鸭肉、冰糖、百合、菠菜等。少吃葱、姜、蒜、辣椒等辛辣燥烈之品。药膳方面，这类人可食用八珍乌鸡汤（乌鸡半只、当归 15g、熟地黄 15g、白芍 10g、川芎 10g、茯苓 10g、白术 10g、甘草 5g、大枣 15g、黄芪 10g、枸杞子 10g、料酒及水适量），沙参粥（沙参 15g、粳米 100g、冰糖 5 粒），百合粥（粳米 100g、百合 15g、白砂糖 10~20g），枸杞粥（枸杞子 20 克、粳米 100 克），桑椹粥（桑椹 30g、粳米 60g）等。

（5）**痰湿质**　这类人水液内停而痰湿凝聚，平时痰多，容易犯困，自觉身体困重，且身体肥胖，爱吃油腻肉食。宜常吃冬瓜、红小豆、扁豆、白萝卜、南瓜、紫菜、洋葱、薏苡仁、包菜、茯苓等。忌吃饴糖、柚子、李子、柿子、砂糖、肥肉及油腻的食物。勿暴饮暴食，忌吃生冷性寒之品，少吃贝类海产品。

（6）**湿热质** 此类人自觉身体沉重，大便黏滞，面垢油光，口干口苦，心情烦闷，易得湿疹、痤疮等皮肤病。食宜清淡，忌吃油腻食物以及热性食物。可常吃赤小豆、绿豆、芹菜、黄瓜、藕等甘寒、甘平的食物，有清热利湿的作用。也可多吃些清利化湿的食物，如薏苡仁、茯苓、鲫鱼、苦瓜、冬瓜、西瓜等。忌吃辛温、滋腻以及大热、大补之品，如韭菜、大蒜、辣椒、生姜、肥肉、羊肉、狗肉、酒等，否则会加重湿热。少吃饴糖、石榴、大枣、柚子等酸甘之品，以免滋腻恋湿，导致湿热不易排出。

（7）**瘀血质** 体内有血液运行不畅的潜在倾向或瘀血内阻的病理基础，表现为肤色暗沉、唇色紫暗、心情抑郁、女性在月经期有痛经等。食宜辛温，辛者散之，温者行之，具有行散消滞、活血化瘀作用。宜吃山楂、金橘、玫瑰花、月季花、田七苗、黑豆等，适量饮用葡萄酒、黄酒等。少吃蛋黄、蟹子、猪肉、奶酪等。忌吃乌梅、苦瓜、柿子、李子、石榴等酸涩之品。药膳方面，这类人可食用山楂汤（山楂 20g、少许红糖，当归田七乌鸡汤（乌鸡 250g、当归 15g、田七 10g、生姜 5 片）等。

（8）**气郁质** 由于长期情志不畅、气机郁滞而形成的，以性格内向不稳定、忧郁脆弱、敏感多疑为主要表现的体质状态。食宜辛温，辛散类食物能够帮助升发体内阳气，利于阳气的生发和肝气的疏泄。宜饮花茶或少量饮酒，宜常吃茴香、佛手、萝卜、橙子、柑子、刀豆、金橘等。少吃酸菜、乌梅、石榴、青梅、杨梅、酸枣、李子、柠檬等。药膳宜用橘皮粳米粥（橘皮 50g、粳米 100g），山药佛手冬瓜汤（山药 50g、佛手 50g、冬瓜 150g）等。

（9）**特禀质** 即平素易过敏或有遗传性疾病者。饮食上应避免食用各种致敏食物或来源、性味不明的食物，少食荞麦、蚕豆、辣椒、虾、蟹等。

第二节　不同阶段人群的饮食宜忌

　　人体作为一个有机的整体，通过经络、气血将各个部分相互联系，在生理上相互影响，在病理上相互传变。因而肛肠病是全身疾病的一部分，肛肠局部病变可以影响其他部位及全身，全身的病变也可影响肛肠疾病恢复。人体的五脏六腑、四肢百骸、五官九窍、肌肤皮毛等部分在人体发育的各个阶段都有其特征，对食物营养的需求也不甚相同。因此，为肛肠病患者合理调配膳食、增加营养，可以加速伤口的愈合与机体的康复，但某些食物却不利于疾病的恢复。

　　（1）儿童的饮食宜忌　　儿童正处在生长发育的阶段，身体各部分的功能尚未健全，呈现出"成而未全，全而未壮"的特点，脾胃功能也是如此。小儿生长迅速，因此必须保证其机体有充足的营养供应。在此前提下，家长亦应对其饮食有所调节。目前，儿童在饮食上存在的问题，往往是过量多食。古人有"欲速则不达"之说，过食不但起不到补充营养的作用，反而对健康有害。

　　（2）青壮年的饮食宜忌　　青壮年往往生机旺盛、体质坚实、精力充沛。一般情况下，他们只要一日三餐，定时、定量，饮食合理调配，即可达到营养健身目的。但处于这一年龄时期的人，往往自恃身体强壮而置身体于不顾，常饥饱无常、暴饮暴食、寒热无度或饮酒过量，这些都是肛肠疾患的饮食诱因，应予以足够重视。对于身体虚弱的青年人，则应根据体质在饮食上予以调养。

　　（3）老年人的饮食宜忌　　老年人的身体日趋衰弱，在饮食调养上尤其应该注意提倡清淡、温热、熟软，而忌油腻厚味、黏硬、生冷。所谓饮食清淡而忌油腻厚味，是指五味不宜太过，适可而止。口味过重易伤身体，特别是油腻之品，往往就是胃肠道癌症的诱因。所谓食宜温热而忌生冷，是因为老年人脾胃虚弱，肠胃喜暖恶冷，温热的饮食不仅使人食用后感觉舒适，也有助于促胃肠蠕动，消化吸收。所谓食宜熟软而忌黏硬，是指老年人肠胃消化吸收功能日渐衰弱，应该吃一些易消化的熟食、软食，不使脾胃负担过重，也可使身体及时得到补养。

　　（4）肛肠术后的饮食宜忌　　肛肠疾病手术后饮食一般分为流质、半流质、普食3种。

　　1）流质饮食：此种饮食为液体或糊状无渣饮食，如米汤、萝卜汤、蔬菜汤、果汁、鱼汤、瘦肉汤等。宜少量多餐，每 2~3 小时 1 次，每日 5~6 次。适用于肠道肿瘤手术后肠蠕动恢复的患者，此类人群忌食牛奶、豆浆等产气食品，以防腹胀。

2）半流质饮食：此种饮食品种包括稀饭、烂面条、蒸蛋、水饺、馄饨、菜末、肉末等。每日 4~5 次，适用于流质饮食 2~3 日后无不适的患者及发热、年老体弱的局麻、骶麻手术患者。

3）普食：此种饮食不必受限制，每日 3 次，除特殊禁忌外，要少食辛辣刺激之品及油腻不易消化之品。适用于消化功能正常且处于疾病恢复期的患者。

在食物的寒、热、温、凉四气方面，针对常见的湿热病邪，肛肠科患者饮食上宜多用凉性、平性类食物。常用的包括肉类（猪肉、牛肉等）、蔬菜（青菜、芹菜、黄瓜、苦瓜等）、水果（香蕉、梨、橙、西瓜等）及绿豆等其他食物。在食物五味（辛、甘、酸、苦、咸）方面，肛肠科患者饮食应以苦味为佳，因苦味具有清热泻下作用，并可配伍适量甘味以养阴和中。苹果含有鞣酸要慎吃，羊肉、狗肉、桂圆、橘子等性温要少吃。对于肠癌患者来说，有刺激气味的食物，如大蒜、洋葱、韭菜等要忌食。

第三节　简单易学的肛肠保健运动

随着现代社会节奏的不断加快和竞争压力的增高，上班族们不得不在电脑前长期"驻扎"，久坐不动恰恰是引发肛肠疾病的元凶。除此之外，繁重的工作和长期的熬夜也成为肛肠疾病的帮凶。肛肠疾病的发生经常就是在这些"凶手"摧残身体的前提下，加上各种其他致病因素才产生的。

此时，预防保健就是铲除"凶手"最好的利器。只有保证身体正气足够充足，才能让肛肠疾病无法乘虚而入。中医强调"气血冲和，万病不生。"也就是说，要让我们整个身体里的气血"动起来"，这样才能够帮助我们预防疾病的发生。那么如何让气血动起来呢？"八段锦"就是很好的保健功法。

八段锦功法是一套独立而完整的健身功法，起源于北宋，至今已有八百多年的历史。其具有祛病健身的作用，且有编排精致、动作完美的特点。练习八段锦功法时无需器械，不受场地局限，其简单易学、节省时间、作用极其显著，适用于男女老少，可使瘦者健壮，肥者减重。

八段锦功法的具体步骤如图 5-2 所示。

第一式
双手托天理三焦

作用：通三焦经、心包经，促进全身气血循
　　　环，改善各种慢性病症状。

第二式
左右开弓似射雕

作用：疏通肺经，同时治疗腰腿、手臂、头
　　　眼部的疾病等。

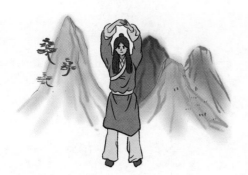

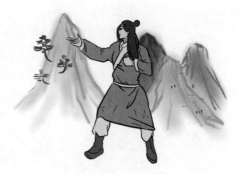

跟师临证心悟——邓氏痔科流派传薪录（2）

第三式

调理脾胃须单举

作用：调和脾胃两经的阴阳，增强人体正气，主治脾胃不和之证。

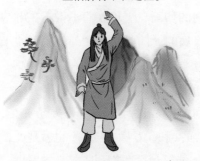

第四式

五劳七伤向后瞧

作用：疏通带冲二脉及胆经，治疗劳损引起的颈椎和腰椎疾病。

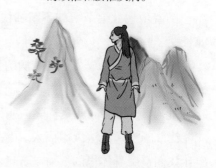

第五式

摇头摆尾去心火

作用：通心包经、心经、小肠经，治疗心火旺所致的气血两虚、头昏目眩和脚步不稳，增强腰力、腿力和眼力。

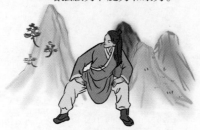

第六式

两手攀足固肾腰

作用：通肾经和膀胱经，强筋骨、固腰肾，治疗腰酸背痛，手脚麻木、腰膝酸软等症状。

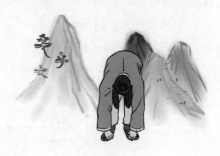

第七式

攒拳怒目增气力

作用：疏通肝经、胆经，治疗气血两虚、头昏目眩，头重脚轻，增强臂力、腰力、腿力和眼力。

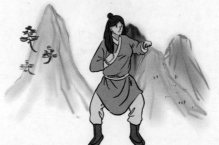

第八式

背后七颠百病消

作用：利用颠足使得脊柱得以实现轻微的伸展和抖动，去邪扶正，接通任督二脉，贯通气血，消除百病。

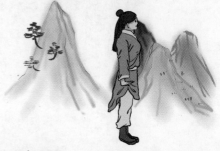

图 5-2 八段锦功法步骤图

　　另外介绍一套保健操，让你在办公室那样的"弹丸之地"，足不出户也可轻松动起来——它就是提肛运动。

　　早在明代，"养生十六宜"就提出了"撮谷道"，"谷道"就是肛门，那么"撮谷道"自然就是收缩肛门的意思，可见古人很早就学会通过局部运动来预防疾病了。作为职场白领，要摆脱长期"坐立不安"的尴尬，成为"职场状元"，这套保健操值得拥有！

　　提肛运动的方法是连续有节奏地做下蹲—站立—下蹲动作。下蹲的同时呼气，肛门保持放松；站立的同时吸气，肛门收缩，每次 1~2 分钟，每日 2~3 次。

　　常做提肛运动可以增强肛门括约肌的紧张力，促进周围血液循环，很好地预防肛门疾病的发作，而且躺着、站着、坐着都可做，没有任何限制。这是不是很方便呢？

第四节　保健同时，情志调理不可疏忽

　　保健与情志调理就像健康的两大护法，前者主动，护其外；后者主静，守其内。情志调理历来是养生理论中的重要内容，《黄帝内经》认为，喜、怒、忧、思、悲、恐、惊这 7 种情志变化，是人的精神活动状态。突然、强烈或长期持久的情志刺激会使人体气机紊乱，脏腑阴阳气血失调，导致疾病发生。

　　不同情绪对应不同疾病，比如恐惧、焦虑可导致腹部疼痛；批评、内疚可引发关节炎；压抑易诱发哮喘；经常愤怒的人容易有口臭，还容易发生脓肿；恐惧可引发晕车和痛经。

　　胃肠道被认为是人体的第二大脑，是最能表达情绪的器官，心理上的点滴波动都有可能对其造成影响。在心身疾病中，胃肠疾病是排名第 1 位的，比如全球约有 10% 的人一生中患过胃溃疡和十二指肠溃疡。很多人都有这样的经验：一遇到紧张焦虑的状况就会胃疼或腹泻，压力大的时候根本吃不下饭。一些工作强度较大的职业，如警察、记者、急诊科医生等，患胃溃疡的比例更高。

　　其次是皮肤。对很多人来说，紧张时头皮发痒、烦躁时头皮屑增加、睡不好狂掉头发，还有反复无常的荨麻疹、湿疹、痤疮，都可能是长期不良情绪带来的后果。

　　第三就是内分泌系统。女性的卵巢、乳腺，男性的前列腺最容易受到不良情绪的冲击。

　　而在肛肠疾病里，愤怒与忧虑是主要情志病因。怒则气上，引起肝阳上亢，煎灼津液，身体呈现阳亢阴虚的表现，大肠在传输大便时缺少津液，大便干硬难排，造成便秘。便秘也是痔疮的诱因之一。

　　思则气结。长期思虑太过，易导致气机郁滞，脾胃失健运，特别是老年人会常常因为脾虚气陷导致脱肛。而且，脾虚则湿盛，若是身处南方湿热地带，则会湿与热结，下注大肠，热胜肉腐成脓而为肛周脓肿。

　　既然情绪调理如此重要，我们要怎么控制呢？

　　首先，我们要控制过度的欲望，做到"志闲而少欲"。人们有所欲望是不可避免的，但是当欲望值过高却又达不到时，就会产生焦虑、抑郁、愤怒、悲伤等不良情绪，从而伤害身心健康，引发疾病。其次，不要与他人攀比，做到"高下不相慕"。"货比货得扔，人比人得疯"，人活在世上，有富就有穷，有好就有坏，有高就有低，有优秀就有平庸。知足者常乐，爱慕虚荣、盲目攀比只会让自己不快乐，对我们的健康有害无益。最后，寻找正确的、适合自己的生活方式，从中体味生活的乐趣。我们可以培养各种兴趣爱好，如跳舞、绘画、乐器等，多去户外走动，感受大自然之美，多和朋友交流玩耍，还可以多做好事、多做奉献，让自己心情愉悦起来。

第五节 顺应四时调整生活状态

人类在地球上生存了几万年，自然而然地形成了适应四时气候变化的能力。同时人体与自然界也存在着有机联系，自然界的变化直接或间接地影响人体的机能活动，因此可以通过顺应自然四时气候变化来调理身体达到"未病先防，既病防变"的效果，尤其是肛肠病患者平素生活的调理更应顺时而为。

在众多的养生原则中，如食疗、运动保健、调整心态等，都只是健康的"调节器"，想要给健康配备持续的动力，顺应四时应放在首位，毕竟"顺之者昌，逆之者亡"的古训是在人类历史更迭的长河中总结出来的真理。

在日常生活中，人们已根据不同季节气候的特点形成了不同的养生方法。如春季冰雪消融、万物复苏时，晚上可适当地晚一点睡觉，早上早点起床。因为初春的深夜，时间还是较长的，睡卧时间太长会有损于人体阳气，应加强体育锻炼，提高身体防御各种传染病的能力。在衣着方面，春季气候转暖的同时，不时又会出现"反春寒"，所以民间提倡应继续"捂一捂"，不要急于脱去冬装。

在1天之内，不同时段人体机能亦处于不同的水平。现代研究认为：以人的活动能力来说，2至4时，身体大部分功能处于休息状态，是通宵工作者效率最低的阶段；10时，人的注意力和记忆力最好，自然工作效率最高；13至14时，体内激素变化，人感疲倦，需要通过午休来恢复体力；15时，性格外向的青年人创造力旺盛，性格内向者则处于低潮时刻；22时，体内多功能处于低潮，要准备休息。这说明人体各种生理活动都有"时刻表"，即生物钟。人体的生理活动若能顺应生物钟的规律，则能健康长寿；患者倘若能够顺应生物钟，对抵抗病邪和身体恢复也有促进作用（如图5-3所示）。

认识了自然界和人体的客观规律，我们就应自觉遵从而不应妄加违背。按照时令、时辰和人体的变化规律调节起居，才符合养生之道。如今社会上有许多人昼夜作息颠倒，夜生活丰富而白天睡觉，完全扭曲了以24小时为周期的生理时钟。这对五脏六腑都有明显的影响，也是引起肥胖、糖尿病、心脏病、癌症、抑郁症等现代病的根源之一。总之，顺应大自然四时节律来安排工作和休息，是养生的首要原则，反之则会损害健康，甚至危及生命。

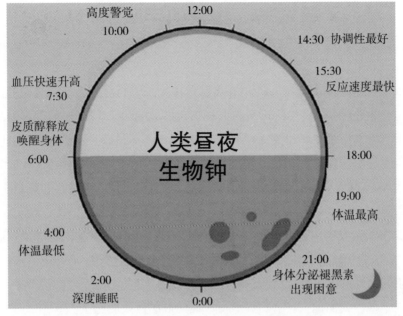

图 5-3　人体昼夜生物钟

第六节　痔疮的民间验方

我国肛肠疾病发病率在逐年升高。根据临床资料显示，目前我国肛门直肠的发病率为 59.1%，其中痔占所有肛肠疾病的 87.25%，任何年龄都可发病，且随着年龄的增加而逐渐加重，故"十人九痔"一说不无道理。痔的发病率如此之高，为了应对痔疮所带来的苦恼，民间自然而然地衍生出许多验方，这些验方都是历代临床经验的结晶，在治疗方面有着不俗的疗效。且这些验方往往取材于身边，用之简便。

我国饮茶习俗由来已久。早在西汉时期，我国就已兴起饮茶之风，而福建一带尤甚，茶叶成为当地人家里的必备之物。茶叶甘苦微凉，能够调治多种疾病，人们还可以将中药和茶叶共同制成药茶。

接下来，我们向大家介绍一些可以调治肛肠疾病的药茶。

（1）**姜片茶**　取茶叶一握，生姜 7 片，加水煎汤或沸水冲泡即可。每日 1~2 剂，趁热饮服。

寒湿之邪侵扰脾胃为痔常见的发病病因，尤其是南方天气炎热，夏日嗜食冷饮，易致下痢不止，便次增多，肛门盲肠频繁受刺激，附近的静脉丛瘀血扩张形成痔疮。姜片茶中的生姜辛温，入脾胃经，能温胃散寒、和中止呕；加之茶叶收涩、利尿之性。该药茶有温中利湿、涩肠止痢的作用，可使脾胃运化恢复，使中气得充、升提有力，对肛肠组织有良好的保健作用。

（2）**木槿花茶**　取木槿花适量（鲜品 30~60g，干品 6~9g），去杂质，加水适量，煎汤代茶，随时饮服。

木槿花主要生长在热带和亚热带地区，以台湾和福建一带多见，木槿花具有清热、利湿、凉血的作用，在《日华子本草》里就记载其能"治肠风泻血，赤白痢，并焙入药；作汤代茶，治风"。可见其对于治疗痔疮出血、大便出血、下痢赤白均有不错的疗效，民间也常用以泡茶代药。

（3）**决明润肠茶**　取草决明 30g，将其炒至适度，碾碎，用沸水冲泡 5~10 分钟，代茶饮。

随着人民生活水平不断提高，人们对食疗保健的重视程度也愈高，故决明子在保温杯里的常见度仅次于枸杞子和菊花，民间对决明子的利用呈现出多面化。其具有清肝明目、润肠通便的作用，而润肠通便的功效也常用于治疗多种肛肠疾病。

（4）**槐叶茶** 取嫩槐叶 15g（经蒸熟，晒干），用沸水冲泡后闷 15 分钟，代茶饮。也可加入适量的冰糖来调味。

槐叶性微凉，能清热凉血、止血，善治大肠火盛或湿热蕴结导致的大便出血、痔疮出血以及血淋等。槐叶所含的芸香甙类黄酮能降低扩张毛细血管的总量，保持毛细血管正常的抵抗力，恢复血管正常的弹性，减低其通透性，从而达到止血作用。

除了饮药茶，还可以通过药膳食疗达到治疗目的。随着对医疗常识的深入认识，人们也逐渐意识到药物的副作用，所以更愿意通过饮食方面的调理来达到养生目的。

下面我们就向大家介绍一些可调治肛肠疾病的药膳食疗方。

（1）**马齿苋加鸡蛋** 取马齿苋 49 个，每个约 2cm 长，洗净切碎，用锅煮。7 只鸡蛋（最好是小鸡蛋，大鸡蛋容易吃不下）打好后倒入煮马齿苋的锅里，开锅 3 分钟后端出即可，不放佐料。早晨空腹时一次吃完，轻者吃一副，重者吃二副。马齿苋在民间又称"长寿菜"，为我国卫生部规定的 78 种药食同源植物之一，具有清热解毒、凉血止血、止痢的作用，故此方可用于治疗内痔、外痔以及混合痔。

（2）**香蕉疗法** 将两只香蕉（不去皮），炖熟后连皮吃，可治痔疮出血。《本草求原》中记载："脾火甚者食之（指香蕉），反能止泻止痢。"因香蕉具有清热润肠解毒之效，故可用于便秘、痔血。

痔有峙突之意，发病之后多突出于肛门之外，治疗时除了通过内治使之消散回复，还可以通过外治涂敷熏洗，使药效直达患处。

（3）**花椒盐水** 准备一个专用盆，取花椒十几粒，食盐 1 茶匙，用开水冲开，患者坐于盆上，熏洗患部，每日 1 次，每次 10 分钟左右，重症患者可每日早晚各 1 次。此方有消肿化脓、止血祛痛功效，还具有消炎杀菌的重要作用，特别适合不宜手术治疗的患者或用于预防手术后病情的复发。

（4）**黄连在白酒中研磨的酒液** 在瓷碗（碗底要粗糙）里倒入少许白酒，拿一块黄连在碗底研磨片刻，然后用医用棉蘸酒液搽抹在患处。每晚睡前抹 1 次，连抹几天。黄连清热燥湿、泻火解毒，加上白酒的通血脉、行药势，使黄连的作用更有效地发挥。

（5）**无花果叶** 取鲜无花果叶数片，放入瓷盆中煮20分钟，趁热熏洗患处。每日3次。用于治疗外痔。鲜无花果叶具有清湿热、解疮毒、消肿止痛之功效，主治湿热泄泻、带下、痔疮、痈肿疼痛。

（6）**黑木耳羹** 取黑木耳30g，摘去污物，洗净，加水少许，小火煮成羹后服食。本方益气、凉血、止血，适用于内外痔疮患者。

（7）**蒜梗** 取陈大蒜梗7根、陈大蒜头3个，用1000g水煮半小时，熏洗患部，每日1~2次，可治痔疮。

控制和预防痔疮的发生，不能单单靠药物和饮食，它与我们的日常作息习惯密切相关。下面我们介绍一些可以协助预防和调治肛肠疾病的生活习惯。

1）坚持参加多种体育锻炼，久坐、久站时要经常改变体位。这样有益于血液循环，可促进胃肠蠕动，改善盆腔充血，防止大便秘结，预防痔疮。

2）合理调配饮食可以增加食欲，改善胃肠功能，纠正便秘。日常饮食中要增加含纤维高的食物，如玉米、黑米、荞麦、竹笋、秋葵、木耳、燕麦、红薯、土豆等，以及芝麻、核桃、猪血、鸭血、香蕉 等具有润肠通便功效的食物。尽量少吃含辛辣刺激性的食物，如辣椒、芥末等。每日排出的粪便没有恶臭是饮食调配合理的标志。

3）习惯性大便干燥者要大幅度增加饮水量，这样可以预防便秘。正常人每日大便1次，每次排便超过3分钟的，应逐步控制在3分钟以内（若控制在1分钟以内，一、二期痔疮可自行康复）。

4）要保持肛门周围的清洁。肛门是排泄粪便的，粪便中含有许多细菌，肛门周围很容易受到这些细菌的污染，诱发痔疮。因此，每次排便后，在肛门还没有闭合以前，可用温水冲洗肛门的齿状线褶皱，清除粪渣。若便后不能及时洗浴（事后还是要冲洗），蹲厕起身前，可用柔软的多层（2cm×4cm）卫生纸夹在肛门处（半小时后取出即可）。

第六章　肛肠疾病常见问题科普

第一节　肛肠科备受关注的那些事

一、洗屁股，你真的都做对了么

在日常的卫生习惯中，很多人通常只顾及到"面子"问题，却忽视了肛门这个看不到的地方，因此导致了肛周瘙痒、肛周湿疹，甚至痔疮的发生。肛门清洁不到位是引起多种肛肠疾病的元凶。

肛门的皮肤充满了褶皱，这种生理特点容易造成我们在排便后擦拭肛门时残留粪便和分泌物。长期的污物残留，再加上不够透气的肛门，便成为了细菌大量滋生的温床。由此可见肛门清洁到位的重要性。

有许多人会在洗澡的时候，用沐浴露或香皂在清洗身体的同时顺道清洗肛门，认为这样既方便又干净，但这样的做法正确吗？

我们先来说说香皂。目前市面上的部分香皂，其主要成分是脂肪酸钠，生产原理基本上是用油脂（植物油或动物油）皂化而成。脂肪酸钠具有一定的碱性（pH 值高），而肛周皮肤呈弱酸性，所以在使用碱性的香皂洗涤时，肛周皮肤表面 pH 值会上升较多，影响皮肤本身特定的 pH 值，容易刺激皮肤，引起各种不适，还会洗去肛周皮肤表面的脂层，使皮肤发干，引起肛周瘙痒。

我们再来说沐浴露。大多数沐浴露是由水与油参与组成的，由于水与油不相容，要想合二为一，唯一的方法就是加入"化工苏打"与"稳定剂"这类的化学成分。这些成分也同样会干扰肛周皮肤的酸碱平衡，长时间使用易造成肛周瘙痒，甚至有致癌的风险。

那么，问题来了，我们应该选用什么方式清洁肛门呢？

事实上，使用温水清洗肛门即可，水不能太烫，以免损伤皮肤，水温一般保持在 37℃左右即可，可用手背试之。如果想要在洗澡的同时清洗肛门，应选用 pH 值接近人体皮肤且化学物质含量较少的沐浴露或香皂。

那么，我们清洗肛门的频率多少才是合理呢？一部分人每日清洗肛门 2~3 次甚至更多，或者每次清洗时都想尽量将肛门里面清洗干净——这就陷入了认识误区。这种行为不仅改变了肛门局部的生理状态，还打乱了肛管正常的分泌功能，进而降低了肛门的抗病能力。而且过多的逆行刺激，也会使肛管和直肠末端长期处于充血状态，反而增加了肛肠疾病的患病率。肛门的清洗只需每日1次，最好在自然状态或略收紧肛门情况下进行，保证清洗部分为皮肤，而非黏膜。

将正确合理的肛门清洁方法应用于日常生活当中，保持良好的生活习惯，好好护理自己的肛门，就可以让自己的肛门远离肛肠疾病。

二、垫脚凳——拉近便秘患者与坐式马桶的距离

随着生活水平的提高，一直训练着中国人练就"亚洲蹲"这门功夫的蹲式马桶也没有能逃脱时代的变迁，被越来越多的人所抛弃，取而代之的是更加舒适、美观的坐式马桶。

尽管如此，坐式马桶与蹲式马桶的选择也令人进退两难，特别是对便秘的患者而言。一方面，蹲式马桶更利于排便；另一方面，由于排便时间变长，坐式马桶因其省力显得更加友好，对老年便秘患者更是如此。而便秘患者要是想用坐式马桶，就离不开一个法宝——垫脚凳。

一个小小的垫脚凳就能发挥那么大的作用吗？这还得从人体的结构开始解释。人体内有一块叫作耻骨直肠肌的肌肉，这块肌肉从一侧耻骨出发，在直肠的后面绕了一圈，再回到另一侧的耻骨，形成了一个环。它正好把直肠给勾拉住，使得直肠形成了一个尖端向前的角度，俗称为肛肠角。

肛肠角度越大、直肠越直时，排便越顺畅。人蹲着时，大腿与上半身约呈35°，肛肠角可达到100°~110°，这个姿势可以增加腹压，有利于排便。这就是蹲式马桶更利于排便的原因。而坐着的时候，大腿与上半身约呈90°，耻骨直肠肌不够放松，肛肠角仅为80°~90°，排便就相对困难。而垫脚凳的出现就是为了模拟蹲式马桶中大腿与上半身所成的角度——35°！

也许还会有个别并没有便秘的患者并不会相信这样的一偏之言，让我们用数据来说话吧，毕竟数据不会骗人。近期笔者为一位便秘患者拍摄了其不同状态下肛直角角度变化的排粪造影检查图片（肛直角坐位静息100.09°、坐位力排107.44°、蹲位力排128.68°），具体如图6-1所示。

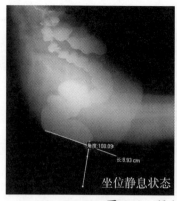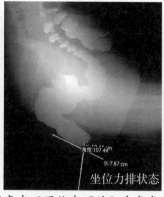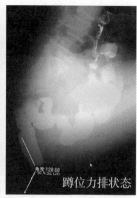

坐位静息状态　　　　坐位力排状态　　　　蹲位力排状态

图 6-1　便秘患者不同状态下的肛直角角度变化

排粪造影图片很直观地展现了在蹲位排便的状态下，肛直角角度变大更符合排便的生理状态。同样的，粪便通过时，直肠黏膜的位移量较小，粪便通过阻力较小，粪便容易排出。这就好比下水道如果在排污处有一处弯道，就容易造成大型污物卡住，如果没有弯道只有直道，那种"一泻千里"的舒爽感可想而知。而垫脚凳就是为复刻这"一泻千里"的角度而生。

垫脚凳使蹲式马桶利于排便的优点和坐式马桶省力、美观的优点完美地结合在了一起。"众里寻他千百度，那人却在灯火阑珊处"大概就是便秘患者遇到垫脚凳的心理写照吧！患者与其在蹲式马桶与坐式马桶之间纠结，不如好好思考如何改善便秘。

三、开塞露，能长期使用么

前段时间，网络上关于开塞露传言让它火了一把。传言中提到，开塞露可以去黑头、去颈纹、去鸡皮、防干裂、淡化色素、补充水分。没想到，一种通便药物，居然还能作为护肤品出名。

暂且先不讨论开塞露能不能有上述美容效果，先看看它会不会造成什么副作用。临床上，开塞露的主要作用是帮助便秘的患者排便，而很多患者在使用后形成了依赖性，没有开塞露的帮助，就无法排出大便，这是为什么呢？

目前市面上销售的开塞露制剂主要有两种：一种是甘油制剂，另一种是山梨醇、硫酸镁制剂，二者的作用机制是相同的，主要是通过高渗作用刺激肠道，促进排便（如图 6-2 所示）。

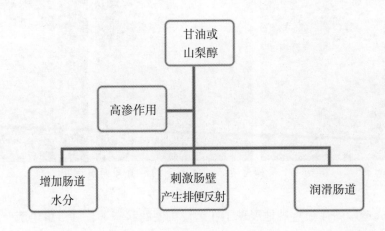

图 6-2　开塞露制剂作用机制

　　因为开塞露直接作用于肠道，相对于口服药物效果更显著，深得便秘患者喜爱。但是，长期使用开塞露刺激排便，会使得肠壁对排便的敏感性降低而加重便秘。所以很多患者会产生依赖性，甚至到最后，连开塞露也发挥不了作用了。

　　虽然目前临床上还没有相关证据显示开塞露会对肠道造成损伤，但是在笔者的团队动物实验中，已经发现了一些相关问题。我们来看看连续使用开塞露一段时间后，部分兔子的肠壁以及排便会发生哪些变化。

　　如图 6-3 所示，我们通过针筒将开塞露注入了兔子的肠道。

　　通过解剖，我们可以直观地看到部分兔肠壁变薄（如图 6-4 所示）。

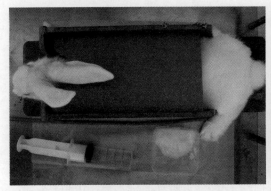 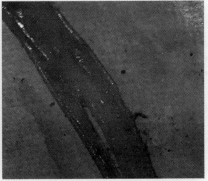

图 6-3　通过针筒将开塞露注入兔子肠道　　　　图 6-4　解剖后的兔肠壁

取兔子的直肠黏膜做病理检查，电子显微镜下可见直肠黏膜被炎细胞浸润明显（如图 6-5 所示）。

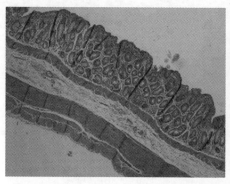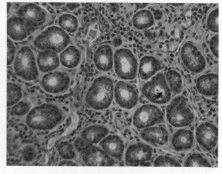

图 6-5　电子显微镜下低倍（左）与高倍（右）观察

而正常的兔子直肠黏膜，在电子显微镜下观察仅可见少量炎细胞浸润（如图 6-6 所示）。

兔排便也见到异常，如下图见排出黏液样物质（如图 6-7 所示）。

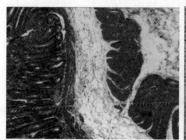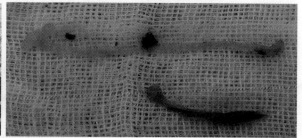

图 6-6　电子显微镜下的正常　　　　图 6-7　兔排便异常
　　　　兔直肠黏膜

在电子显微镜低倍下，可见黏液包裹着炎细胞（如图 6-8 所示）。

在高倍显微镜下，可见大量的炎细胞浸润（如图 6-9 所示）。

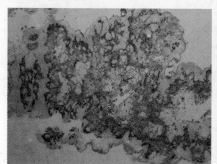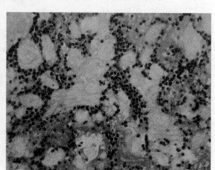

图 6-8　电子显微镜下的黏液　　　图 6-9　高倍显微镜下的黏液

解剖部分兔肠壁上也能见到黏液（如图6-10所示）。

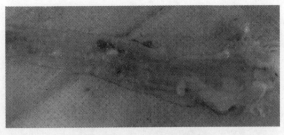

图 6-10　部分兔肠壁

虽然这些只是部分兔运用开塞露后发现的问题，临床还有待进一步研究，但是开塞露对肠道有刺激作用是不可否认的，比如长期使用开塞露会引起排便反射的敏感性降低等。这么一说，你还敢长期将它往脸上抹么？

通过开塞露帮助排便是一种"治标不治本"的方法，只能解决燃眉之急，绝不是长久之计，所以长期使用并非明智之举，势必造成排便难上加难。患者应当通过饮食、生活习惯调整等改善便秘状态。当这些方式都无法改善便秘的症状时，要及时到正规医院就诊，寻找病因，积极治疗。

四、长期用泻药——黑了肠子又伤身

便秘患者是痛苦且无奈的，而泻药就像他们排便的启动键，一按就排便。但"是药三分毒"，这"三分毒"在实验兔子上可体现得明明白白，如图6-11所示。

对比两张图片的变化可以清晰地观察到：服了泻药的实验兔子，直肠变黑了！这就是长期服用泻药所引起的疾病——结肠黑变病。

结肠黑变病是以结肠黏膜色素沉着为特征的代谢性非炎症性病变，是一种少见的非炎症性的、良性可逆性疾病。

虽说是少见的，但在近几年随着便秘患者的增加以及结

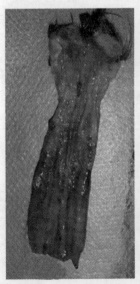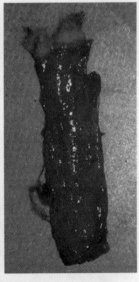

图 6-11　正常兔直肠（右图）与正常兔服用大黄与番泻叶2个月后的直肠（左图）

肠镜检查的普及，加之现代女性对保持身材苗条有着趋之若鹜的审美，服用了各式各样的保健药品，或者为了所谓的清肠排毒而经常服用泻药，其发病率明显增加，女性发病率高于男性。图6-12展示的就是临床结肠镜下看到的结肠黑变病。

图 6-12　结肠镜下看到的结肠黑变病

　　如图所示，结肠呈现出"豹纹样"，看完真叫人不寒而栗。这种颜色是如何形成的呢？部分泻药中含有蒽醌类化合物，这类泻药可诱导肠黏膜屏障的破坏，促进肿瘤坏死因子释放，从而导致结肠上皮细胞凋亡，被巨噬细胞吞噬，在结肠固有层形成棕色色素，外观上呈现棕黑色，从而发生结肠黑变病。

　　得了结肠黑变病后的结果也是喜忧参半。喜的是结肠黑变病是一种良性病，消除致病因素即可逆转。忧的是研究显示结肠黑变病患者中发现有结肠腺瘤与结肠癌的概率高于非结肠黑变病患者，所以患病后一定要定期随访行肠镜检查。

　　在给用大黄与番泻叶灌胃2个月后的兔子拍片时，我们发现其肠蠕动较正常兔子明显变慢。取正常兔子与实验兔子的直肠病理分析对比发现，实验兔子直肠的Cajal细胞（胃肠运动的起搏细胞）较正常明显减少了，如图6-13所示。

　　这也就解释了长期服用泻药为什么会形成习惯性与依赖性。长期服用泻药

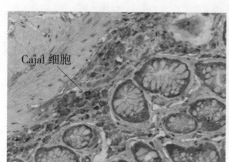
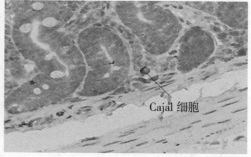

图 6-13　正常兔直肠（左图）与正常兔服用大黄与番泻叶 2 个月后的直肠（右图）

造成的结果就是"服药就泻，不服就便秘"，有的甚至是一次比一次用量大，到最后就算是用泻药也无法排便。

长期服用泻药还可能引起水分与电解质从肠道流失，造成脱水、电解质不平衡、骨骼软化、维生素与矿物质缺乏。还会影响肠道对营养物质的吸收，导致营养不良，进而引起身体瘦弱、多病、贫血等。

在此对便秘患者与各位爱美女性提个醒，不要到最后黑了肠子，又伤了身体。要想根本上改善便秘和保持身材，要从改变生活手段入手，包括调节饮食、避免劳累、加强运动、养成定时排便的习惯等，科学补充水溶性膳食纤维是既安全又有效的天然解决方式。

最后，罗列几种易引起结肠黑变病的药物：大黄、芦荟、决明子、番泻叶、茜草、何首乌、白花蛇舌草、麻仁胶囊、硫酸镁以及二苯甲烷类药物（便塞停、比沙可啶）、芦荟胶囊等。笔者在此希望各位读者谨慎选择泻药！

五、简、便、效、廉——消痔灵注射治疗直肠黏膜内脱垂

您是否长期受到便秘的困扰而束手无策？

便秘的原因有很多，从大便的生成、运输到排出，任何一个环节出现问题都可能引起便秘，这些问题可能是大便本身引起的，如大便干硬；也可能是排便通道不畅引起，如直肠黏膜内脱垂。

1. 什么是直肠黏膜内脱垂

直肠黏膜内脱垂是出口梗阻型便秘的常见原因之一，指在排便过程中近心端的直肠黏膜层套叠入远心端的直肠腔或肛管内，且未脱出肛门的一种功能性疾病。通俗而言，如果把我们的直肠黏膜比作光滑平整的衣袖，直肠黏膜内脱垂就像是衣袖的中间被卷起，使得原本平滑的直肠黏膜出现了皱褶（如图6-14）。

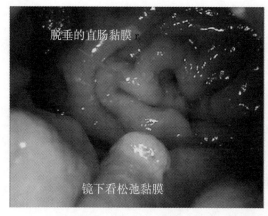
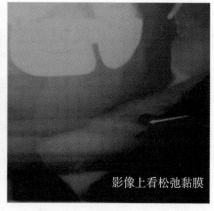

脱垂的直肠黏膜

镜下看松弛黏膜

影像上看松弛黏膜

图 6-14　直肠黏膜内脱垂表现

2. 直肠黏膜内脱垂的症状和危害有哪些

直肠黏膜内脱垂的症状主要是排便不畅，脱垂的直肠黏膜成为大便排出道路上的"路障"，此时要将大便排出，就要付出更多的力气以及时间，也就出现了排便费力、久蹲的不良排便习惯。而这种不良的排便习惯又会加重直肠黏膜内脱垂的病情进展。如此，二者之间就形成了一个恶性循环（如图6-15 所示）。

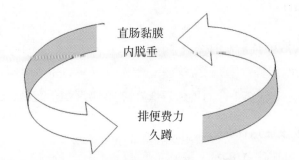

直肠黏膜
内脱垂

排便费力
久蹲

图 6-15　直肠黏膜内脱垂与不良排便习惯的恶性循环

长期反复的直肠黏膜内脱垂，可导致会阴部神经损伤并引起肛门括约肌功能失调，甚至大便失禁，并且有引发直肠溃疡、出血、感染、肠管坎顿狭窄和坏死的风险。

3. 直肠黏膜内脱垂该如何治疗

直肠黏膜内脱垂的治疗可分为保守治疗和手术治疗。保守治疗是指在中医辨证论治后，通过补气、升提、固脱的中药口服或灌肠达到治疗目的，有时还可配合针灸治疗。当进行保守治疗后症状改善不明显时，需考虑采用手术治疗，其主要包括注射疗法、PPH 术等，目前临床上采用的主要是消痔灵注射术。

福建省第二人民医院肛肠科在采用注射疗法治疗直肠黏膜内脱垂方面有丰富的临床经验，并取得确切的疗效。在科研方面，其进行了关于直肠黏膜内脱垂的两项国家自然科学基金面上项目与一项福建省自然基金面上项目的动物实验研究，以及一项福建省科技厅引导性项目的临床研究。在前期研究基础上，其运用生物力学理论与影像技术，对消痔灵注射治疗直肠黏膜内脱垂进行改良，旨在更好地提高治疗效果。

4. 改良的注射疗法治疗直肠黏膜内脱垂的机理是什么

药理学认为消痔灵注射于直肠组织中，使直肠黏膜局部组织产生无菌性炎症，通过组织纤维化使脱垂的直肠黏膜与肌层发生粘连，从而达到治疗效果。

在传统注射疗法的基础上，改良的注射疗法注射前先行排粪造影与直肠压力测定等相关检查，了解直肠及其周围的结构变化，根据生物力学原理，改良传统注射疗法消痔灵注射的量与位置，使脱垂的直肠黏膜更好地与肌层粘连，减少复发的概率。

5. 注射疗法的优势是什么

注射疗法的优势：①并发症较少。②操作简单，手术时间短，可在无麻醉或局麻下操作。③创伤小，痛苦少，恢复快。④疗效好。⑤费用低。

6. 术后应该注意什么

注射后须卧床休息 1~2 日。

养成良好的排便习惯，如避免久蹲、用力排便等。

清淡饮食，多吃蔬菜水果、含高纤维的食品。

多做提肛运动。

患者术后要定期复诊，以便了解病情变化。

第二节　肛肠科常见的那些病

一、屁股痛，您确定就是痔疮吗

很多来肛肠科看病的患者，进诊室第一句话就是："医生，我屁股痛，快帮我开点痔疮膏。"但是我们并没有马上草草地开药，而是先仔细询问病史，再进行肛门的检查，最后才给出诊断意见并开药。患者有时就会有疑问："我都痔疮好多年了，就来开点药，这医生怎么这么麻烦？"

对于类似的这些疑惑，笔者想跟大家分享一例肛门疼痛的病例（见图6-16）。

有一位中年男性患者，来医院的时候说屁股疼痛1年了，经常涂下痔疮膏就好了，但是疼痛却反反复复，这次痛得厉害，还肿了起来，就过来看一下。我们询问他具体情况，了解到他当时还发热怕冷，左足掌第三趾畸形，左足、双手、双肘关节红肿疼痛，并可见数个痛风石，既往有高血压、痛风性关节炎、高脂血症等。肛门检查发现患者肿痛的部位有2处，分别在臀部两侧距离肛门3cm的地方，大小均约5cm×4cm，挤压时疼痛明显，伴有黄稠脓液流出来，周围皮肤颜色稍红而且温度较高，见几个针孔大小的结痂。

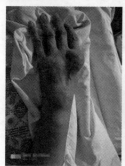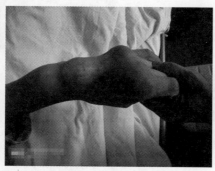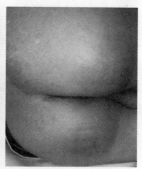

图 6-16　患者的症状表现

笔者初步判断患者情况比较严重，收住入院以后进行相关检查（如图6-17所示）。血常规显示患者白细胞数目升高；肛门CT平扫提示臀部皮下炎性病灶伴钙化；"肛门MRI+增强"提示痛风性结节伴感染可能以及双侧腹股沟多发淋巴结肿大。经过多学科会诊讨论后，该病例最终被诊断为臀部痛风性结节伴感染。

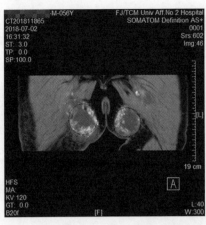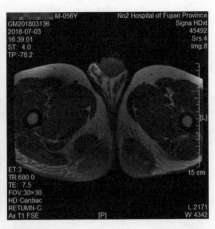

图 6-17　患者的相关检查

通过这个病例，大家应该就明白医生为何要这么"麻烦"了。

单单一个"屁股痛"，它不一定是痔疮，还可能是肛周脓肿、肛瘘、肛裂，也可能是肛痛甚至是更复杂的情况。接下来笔者就跟大家简要地分辨一下。

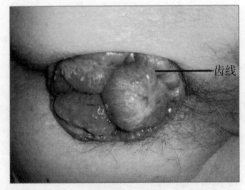

痔疮分为内痔、外痔、混合痔，是柔软、光滑、隆起、深红或暗紫色静脉团，主要症状是鲜血便和痔疮脱出，炎症时可伴发肛门疼痛。内痔发于肛门齿线以上，肛门口看不见，肛门镜下可见，严重时可以脱出肛门口；外痔发于肛门齿线以下，肛门口可见；混合痔横跨肛门齿线（如图6-18所示）。

图 6-18　痔疮

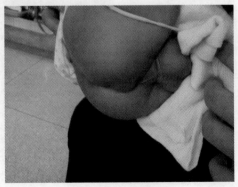

肛周脓肿发生于肛门口周围，疼痛呈逐渐加重，局部皮肤红肿隆起，边缘清晰，周围皮肤较硬且温度较高，有时可抽出脓液，常伴发热畏寒等全身症状（如图6-19所示）。

肛瘘发生于肛门直肠周围，典型症状是肿痛、流脓，肛瘘有内外2个口，内口在肛门齿线上，指诊可触及硬结，

图 6-19　肛周脓肿

外口在肛门口周围，外口周围皮肤较硬（如图 6-20 所示）。

肛裂以便鲜血、肛门周期性疼痛为主要症状，肛门检查可见淡红色或白色的梭形裂口（如图 6-21 所示）。

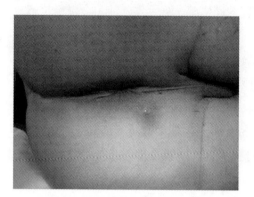

图 6-20　肛瘘

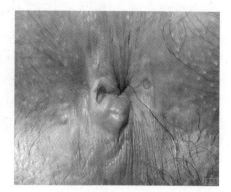

图 6-21　肛裂

臀部脓肿多发于臀部一侧，患侧下肢步行困难，有红肿热痛存在，红肿以中心最为明显，而四周较淡，边缘不清。后期红肿逐渐扩大而有硬结，溃后有黄稠脓液，可伴有恶寒发热、头痛、骨节酸痛、胃纳不佳等全身症状（如图 6-22 所示）。

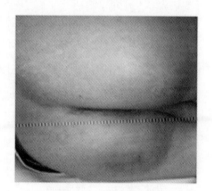

图 6-22　臀部脓肿

虽然我们经常劝告患者对自己的病情不要太过紧张，但也不能简单地因"我觉得没什么大不了"，因此质疑医生"多此一举"，甚至觉得医生故意多收了检查费。总之，作为医生，详细地询问、检查，是我们的本分，更是对患者的负责；作为患者，遵循医生的意见是配合医生，更是对自己身体的重视。

二、肛裂：刀尖上排便

提起排便疼痛、便血，大家的第一反应是痔疮造成的，殊不知还有一个狠角色——肛裂。对于患了肛裂的朋友来说，在排便时往往有这样的经历：大便像一把刀，在经过肛门的时候，仿佛在反复地"切割"着肛门。也许您会觉得笔者在夸大其词，那就跟随笔者一起来了解"肛裂"这个酷刑吧！

在认识肛裂之前，我们应正确区分它与痔疮。肛裂早期主要的症状就是疼痛，一般会导致在排便时肛门有明显撕裂的疼痛感，便后数分钟才会慢慢缓解。而痔疮早期在排便时是没有痛感的，只有在后期情况严重、痔疮发生血栓时，才会出现疼痛感。其次，肛裂便血的量较少，在排便时偶尔会在手纸擦拭时可见到一点点血。但有些痔疮早期主要症状就是出血，因此，相对于肛裂，痔疮的出血量要多。最后，痔疮在中晚期时，肛门会有明显的痔核脱出、外翻，用手可触及，感觉直观，而肛裂则没有，患者可用这项来进行明确判断。

由于肛门部位的神经非常丰富，当有了裂口之后，排便时神经受到刺激引起肛门内括约肌痉挛，从而产生持续疼痛。那么，这疼如刀割的肛裂的诱因是什么，我们平时要注意什么，才不会被它缠上呢？

首先，肛裂发生最主要的原因是大便干硬。如今很多人不爱喝水，好吃辛辣食物，或者没有养成定时的排便习惯。尤其是年轻人，以为自己年轻力壮，离病魔很遥远，却不知道这些不良的习惯导致排便延迟，使大便长期堆积在肠道内，造成大便干硬。而这种比较粗的干硬大便，不仅排出困难且会对肛管产生摩擦，从而造成肛管裂伤。所以，为了保持大便的湿润、预防肛裂，建议大家平时多吃蔬菜水果、多喝水以及多吃粗纤维的食品，同时养成定时排便的好习惯。

肛裂发生的另一重要原因是不良的排便习惯。现在很多人在排便时有玩手机、看书的习惯，使注意力无法专心聚集在排便上，从而无形中延长了排便时间，加重了对肛门部位的压迫，引起肛门部位血液瘀积。如果此时再用力排便，肛管部位过分受压，就会容易引起肛裂出血。因此，当我们要去排便时，还是先放下手中的手机和书籍，专门排便，尽量在 10 分钟内结束排便。

肛裂发生还有一个重要原因是肛门炎症，如果患上肛窦炎、肛门湿疹等一些炎症，会导致肛门黏膜及黏膜下肌肉受损。肌肉黏膜受损的情况下，人在排便时会加重其损伤，长期下去就会发展成肛裂。减少肛门出现炎症的有效方法，就是需要我们平时做好肛门的清洁工作。清洁肛门的方法在本书的"洗屁股，你真的做对了么"中有详细论述。

虽然肛裂的切肤之痛确实令人畏惧，但它也是可防、可控、可愈的。对于刚发生的早期急性肛裂，我们一般采取保守治疗，除了平时注意饮食和排便习惯、保持大便软化以利于排便外，可通过温水坐浴的方法改善局部血液循环，促进炎症吸收，减轻疼痛，并清洁局部，加快肛门裂口的愈合。同时，患者应听从医嘱服用利于排便的药物，如乳果糖、石蜡油等缓泻剂；或外敷一些消炎止痛药，帮助减轻症状。

而面对经常复发的顽固性慢性肛裂，手术则是最佳的治疗方式。手术可将肛门部位不健康的组织彻底切除，并切断部分痉挛的肛门内括约肌，达到力的平衡，以解决肛裂复发问题。

三、肛门有东西脱出，会是什么原因

对于很多人，尤其是老一辈而言，当发现肛门口有东西脱出来时，通常的反应都是觉得不好意思。然后，心中五味杂陈，寻思着这东西到底是不是痔疮。当然，作为肛肠科最常见的疾病，肯定不能少了痔疮，二期以上的内痔都可以出现脱垂的症状。

但是，能够发生脱垂的绝不止是痔疮。肛门的上端连接着肠道，而肛门只有 2~3cm 的长度，所以肠道肿物以及肠道本身都是可以脱出肛门的，比如肠道息肉等。

肛门上端即连接着直肠，所以直肠息肉跨越几厘米的距离到达肛门外也不是太难的事情；而长在肛门上缘的肛乳头瘤，位置较直肠息肉更低，所以它出现在肛门口也是很常见的。相比于痔疮，这两者虽然不痛不痒，但存在癌变的可能，一旦发现，建议予以切除。

相对于脱肛，即直肠脱垂，以上原因导致的脱出表现的还是比较"温柔"的。那么，直肠脱垂究竟可以"粗暴"到什么地步呢？

图 6-23 来源于一位上个月接诊的直肠脱垂老太太，其出现肛门肿物脱出的症状已经有很多年，一直不好意思跟家人说，拖到实在无法塞回时才来医院，此时肠壁上的肿物已经发

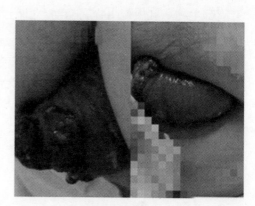

图 6-23　直肠脱垂

生了癌变，只能通过手术将直肠切除。

　　在以往的诊疗中，经常能遇到像这位老太太一样的患者，发现肛门有东西掉出来时，因为觉得难以启齿，一直没有到医院诊治。肛门脱出的肿物可能是痔疮，也可能是肛乳头瘤、肠道肿物，或是越来越"粗暴"的直肠脱垂等，而具体是什么，需要由肛肠专科医生来判断。所以，当肛门有东西脱出来时，一定要及时就诊，千万不要讳疾忌医，任由其发展。

四、肛门负"赘"不是"罪"

　　前段时间，随着郭敬明同名小说改编的电影《悲伤逆流成河》上映，尖锐湿疣这种天生披着"罪孽"外衣的疾病，从贴在电线杆上的小广告中一下子搬到了大众荧屏之上，如同一只久居下水道、肮脏丑陋的怪物不小心钻出水井盖，出现在阳光的辉映下，出现在众目睽睽之下，人们或惊恐、或疑惑、或新鲜……电影上映后，网上、路上、餐桌上或多或少地也出现了关于尖锐湿疣的话题，那今天笔者就顺着这波借水推舟之势，从肛肠医生的角度来介绍一下这个疾病。

　　尖锐湿疣是由人乳头瘤病毒（HPV）感染所致的，以肛门生殖器部位增生性损害为主要表现的性传播疾病。尖锐湿疣之所以被冠上性病的头衔，是因其传播方式主要为性传播，但事实上尖锐湿疣除此传播方式外还有间接接触传播与母婴传播。

　　尖锐湿疣生长部位不同，其名称也有所不同，其中生长在肛门周围的称为肛周赘生物。肛周赘生物在初期，肛门大多数没有明显的不适感，或偶有坠胀的感觉，或有时伴有瘙痒不适的表现，若有炎症，不仅坠胀感明显，还可因刺激而频欲排便。中后期时，随着疣体增大，肛周异物感增强，或因湿润、摩擦或搔抓，使肛周皮肤或皮肤皱襞呈淡粉赤色、水肿，时间久了就会出现大便带血的现象。

　　肛门赘生物在一些症状上与痔疮、肛瘘及肛乳头瘤相似，但在外观上还是可以分辨出来，如图 6-24 至图 6-30。

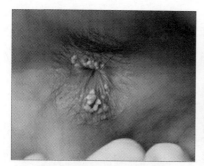

图 6-24　肛外尖锐湿疣

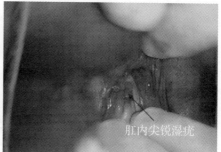

肛内尖锐湿疣

图 6-25　肛内尖锐湿疣

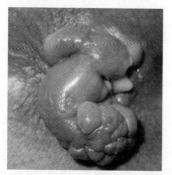

图 6-26　肛乳头瘤

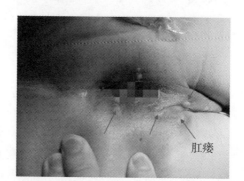

肛瘘

图 6-27　肛瘘

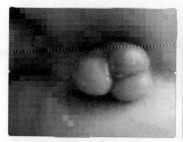

图 6-28　炎性外痔

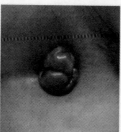

图 6-29　静脉曲张
性外痔

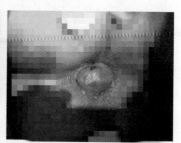

图 6-30　血栓性外痔

让我们再来看看尖锐湿疣近几年的流行趋势，如表 6-1 所示。

表 6-1　2008~2015 年按年龄组尖锐湿疣报告发病率变化（1/10 万）

年龄组	2008 年	2009 年	2010 年	2011 年	2012 年	2013 年	2014 年	2015 年	2016 年	年均增长（%）
0~	0.34	0.48	0.46	0.61	0.59	0.54	0.72	0.69	0.47	4.08

跟师临证心悟——邓氏痔科流派传薪录（2）

年龄组	2008年	2009年	2010年	2011年	2012年	2013年	2014年	2015年	2016年	年均增长（%）
15~	22.30	23.31	20.63	21.53	20.89	23.15	28.59	26.77	25.22	1.55
20~	87.57	80.99	70.96	80.30	64.61	59.85	61.95	53.14	48.87	-7.03
25~	91.12	83.40	68.78	82.05	72.82	74.75	81.64	76.29	75.46	-2.33
30~	55.83	53.31	50.27	58.16	49.33	53.44	65.47	57.90	60.54	1.02
35~	36.15	34.85	32.22	36.33	27.48	29.49	34.78	33.20	33.16	-1.07
40~	24.90	24.06	21.68	26.17	22.71	21.79	24.36	23.83	22.28	-1.38
45~	21.76	19.66	17.12	21.89	18.17	15.78	15.82	14.12	15.34	-4.28
50~	12.61	11.39	10.48	10.84	12.86	14.19	15.69	15.92	18.41	4.84
55~	11.33	8.79	9.23	10.75	9.99	9.05	9.64	8.25	8.18	-3.99
60~	10.34	8.91	8.19	9.94	9.94	8.58	8.88	9.24	9.46	-1.10
65~	8.21	6.41	6.03	8.35	7.09	7.51	7.46	8.05	6.84	-2.26
70~	5.75	5.38	5.88	5.69	4.99	4.85	5.57	4.59	4.33	-3.48

我们可在上表中发现，近几年尖锐湿疣的高发对象均为20~39岁的性活跃人群，以25~29岁年龄组报告发病率最高。随着东西方文化的碰撞与时代发展，现代人们对性越来越包容与开放，这并不完全是坏事，但对于"性"背后暗含的代价要有所了解，要知道如何预防尖锐湿疣，并了解当尖锐湿疣发生后应如何正确处理。

预防尖锐湿疣需要做到以下几点。

1）避免传染源。不要使用他人的内衣物、毛巾等。

2）有尖锐湿疣的患者暂停性生活。如果患者只进行了物理治疗，出现尖锐湿疣消失了的现象，但其仍携带人乳头瘤病毒，还应该接受口服药和外洗的综合药物治疗，经检查治疗。这一阶段，如果其与配偶有性行为，就要使用避孕套的保护。

3）坚决杜绝性乱：提高性道德，不发生婚外性行为，是预防尖锐湿疣发生的重要方面。

去除疣体有物理方法与化学方法，但到后期大的疣体可能就需要配合手术治疗了。

1）物理方法：主要是激光、电灼、光动力及红外线温热治疗法。其中红外线温热治疗法有非接触性、无不适感、不留瘢痕的特点。

2）化学方法：主要是外用具有腐蚀性的药物来治疗，同时需要配合口服一些调节免疫的药物，外涂一些抗病毒药物还有防止复发的药物，比如，重组人干扰素 a-2b 凝胶。

如果肛周赘生物长期被置之不理，疣体会深入直肠黏膜，这时候会出现里急后重感、便秘等情况，甚至有癌变的可能性，还让后期治疗难度上升了一个层次。

让人与人之间产生距离感的不是地域与文化差异，而是规则与偏见；让人对疾病产生恐惧感的不是疾病，而是人的无知与愚昧。在此，笔者并不是让大家不重视尖锐湿疣这个疾病，相反是在呼吁让大家把尖锐湿疣从道德原罪的泥潭中剥离，关注疾病本身。如果只是像电影中路人一味地指责、唾骂被感染的主角，而主角却又选择隐忍和躲避，这些做法无疑是将主角从一个深渊推向另一个深渊，最后埋葬在深渊，若是大家不做出改变，谁又能说自己不会成为电影的下一个主角呢？

五、放射性直肠炎，您知多少

因为肛门出血来肛肠科就诊的患者，除了可能患有痔病、肛裂，还有一部分可能患上了放射性直肠炎。对大多数普通民众来说，放射性直肠炎可能会比较陌生，那么今天笔者就来和大家聊聊这个病。

放射性直肠炎，是盆腔放射治疗（如宫颈癌、阴道癌、前列腺癌等放疗）的常见并发症，因为镭、钴等放射性元素抑制癌细胞的同时，对正常组织也有一定的损害，会伤害直肠黏膜，导致放射性直肠炎，出现便血等一系列的症状。同时，放射性直肠炎的发生也加重了癌症患者的经济、心理负担。

放射性直肠炎的临床症状：放射性直肠炎最早可发生在放疗后 1~2 周，早期会出现恶心、呕吐、腹泻、排出黏液或血样便等胃肠道症状，若迁延不愈，久而久之直肠黏膜会发展成纤维化或狭窄。

放射性直肠炎的相关检查：对于直肠黏膜损害较轻的患者，肛门指检时可无明显发现；而急性期患者可有肛门括约肌痉挛和触痛，有时候直肠前壁可触及水肿、增厚、变硬，手指退出时可见指套染血；对于放射性直肠炎迁移日久的患者有时可触及溃疡、狭窄甚至是瘘道。相关检查可见图 6-31。

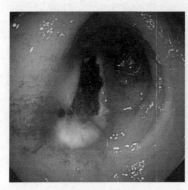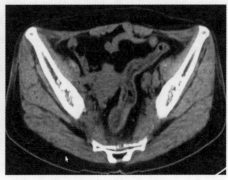

图 6-31　放射性直肠炎的肠镜与 CT（肠壁增厚）

放射性直肠炎的中医特色治疗：在中医辨证论治理论指导下，可使用中药口服联合中药保留灌肠治疗放射性直肠炎。大家对中药口服疗法比较熟悉，对中药保留灌肠相对陌生。它是放射性直肠炎的一种特色疗法，是将针对患者中医证型的中药汤剂，浓煎至 100ml，通过灌肠管插入肛管 10~15cm 后徐徐注入，药液温度控制在 38~40℃，保留在直肠内，通过肠黏膜吸收从而达到治疗放射性直肠炎的目的。图 6-32 是放射性直肠炎患者在中医综合治疗前与治疗 1 个月后肠镜检查的结果。

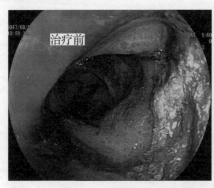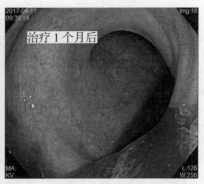

图 6-32　放射性直肠炎患者中医特色治疗前后肠镜对比

放射性直肠炎的介入栓塞治疗：对于大量出血不止或灌肠无效的重症放射性直肠炎，可采取介入栓塞止血，它是在 X 线透视下经导管向直肠里出血的血管内送入栓塞物质，使血管闭塞而达到止血的效果。图 6-33 是介入治疗前后患者便血情况。

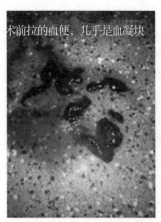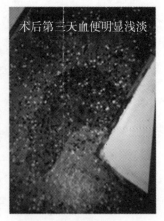

术前拉的血便，几乎是血凝块　术后第三天血便明显浅淡

图 6-33　介入治疗前后患者便血情况

放射性直肠炎的并发症治疗：对于放射性直肠炎并发的直肠狭窄，尚能伸入手指者可行扩肛治疗，每周 1 次。而不能伸入手指或形成直肠阴道瘘的情况，应采用手术治疗。但直肠黏膜由于受放射治疗的损伤，手术后的伤口不易愈合，应慎重考虑。

六、肛门炎性疾病，会有哪些症状

1. 常见的肛门炎性疾病有哪些

肛肠科最常见的炎性疾病就是肛窦炎、肛周脓肿和肛瘘，而这 3 个疾病的发生大多与肛门一个特殊的结构有关——肛窦。

人体的直肠和肛门交界处形似一座座延绵的山峰，而"山谷"处就是肛窦的位置。肛窦中蕴含着大量的肛腺，肛腺的分泌物通过肛窦到达肠腔起到润滑的作用。正常情况下，肛窦的开口是向上的，这样既保证了分泌物通过，又避免肠腔里的"脏东西"进入肛窦中。病理状态下，肠腔内的细菌通过肛窦开口进入肛窦内而不能被及时清除，会引起肛窦炎，通过肛腺扩散蔓延会形成肛周脓肿，继续发展至在肛门直肠周围组织于肛周皮肤之间形成一条"通道"即为肛瘘。

2. 哪些人群容易出现肛门炎性疾病

1）进食辛辣刺激食物、大量饮酒者。

2）生活作息不规律者，如长期熬夜、过度疲劳等。

3）长期大便干硬引起肛裂者或经常腹泻者。

4）免疫力低下者，如糖尿病、结核等患者。

3. 出现肛门炎性疾病，会有哪些表现

1）肛门坠胀感：齿线处分布着引起人体排便反射的感受器，当肛窦处发生炎症时，会引起排便反射的异常，使感受器将炎性产物误认为是粪便而总想排便。

2）肛门肿痛：当炎症蔓延扩散，在肛门直肠周围组织中感染化脓，可出现肛门周围疼痛；若感染扩散至皮下，则疼痛更明显，肛周可看到有包块隆起；感染明显时，可出现发热恶寒等全身症状。

3）肛旁反复流脓：当炎症在肛门直肠周围组织中缓慢扩散、蔓延，挖掘出一条病理性通道至肛周皮肤时，可出现破溃，肛周可见到"黄豆样"外口，瘘道中的分泌物可通过这条通道从外口流出，分泌物刺激肛周皮肤又可引起瘙痒。

4. 出现上述症状，该怎么办

1）紧急情况：当肛旁有肿块隆起、红肿热痛，伴有发热等症状时，极有可能是肛周脓肿，要以最快速度到肛肠科就诊。

2）一般情况：当出现肛门坠胀、排便不畅、肛旁肿物、肛旁流脓等症状时，都有可能是肛门发生了炎症，应清洁肛门，保持肛门局部卫生，尽快到正规医院肛肠科就诊，接受专科检查，明确疾病后再采取相应的治疗措施。

七、正确认识遗传性结直肠癌

提及遗传病，大部分人会选择自认倒霉，而提及癌症，大部分人却选择怨天尤人。但随着临床上对肿瘤的研究深入和认知增加，我们发现遗传病与癌症

并不是大家所认为的"八竿子打不着"的两样东西，有一种特殊的肿瘤类型就是遗传性肿瘤，俗称"亲属癌"，其中最典型的当属遗传性结直肠癌了。

那结直肠癌为何会出现会遗传呢？

出现这一现象不仅仅是源于遗传基因的因素，长期相似的生活环境与生活习惯也会导致直系亲属癌的风险增加，我们可以总结出以下因素。

饮食因素：结直肠癌与人们的饮食习惯有着密切的关系，一般认为，高脂肪和纤维素不足是患结直肠癌的主要原因之一。因此，以高蛋白、高脂肪饮食为主的美国、欧洲等一直是结直肠癌的高发区。

遗传因素：大量的研究表明，如果某一个家族中发现一个结直肠癌患者，那么与他有血缘关系的亲属(父母、子女、兄弟姐妹)发生大肠癌的概率明显升高，结直肠癌的发生率是普通人群的2~3倍。如果家族中有两名或以上的近亲（父母或兄弟姐妹）患结直肠癌，则发生结直肠癌的风险更高。尤其是年轻的结直癌患者，它与遗传因素的相关性更密切，他的直系亲属结直肠癌的发生率更高。一般认为，主要是家族性腺瘤性息肉病等遗传病会给结直肠癌的发生造成很大的影响。

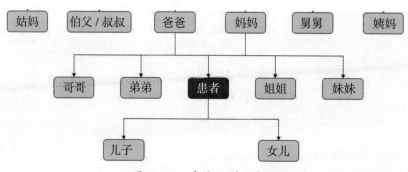

图 6-34 遗传人群示意图

年龄因素：年龄与结肠癌的患病成正比关系，据临床统计，60~65岁的人群患病率较高。

将才不打无准备之战，既然对疾病的源头有了初步的了解，那我们就要制定一些策略来对抗它。

1. 警惕结直肠癌的早期症状

无论你是否有结直肠癌的家族史，出现这些症状时都要注意：大便次数逐渐增多，且大便不成形，排便也比较费力。需要留意的是不能将直肠癌便血和痔疮混淆，痔疮患者通常大便会出血，在排便的时候会擦伤患处，血液不会与粪便混合。而直肠癌患者的大便当中往往混合有血液，且颜色也比较深，当排出的是脓液血便时，就需要留心了。

2. 运用结直肠镜检查并及时处理肠息肉

息肉是结直肠癌的"前身"，目前已明确至少80%~95%的结直肠癌都是从息肉一步步演化过来的，而"小息肉→大息肉→高级别上皮内瘤变→息肉癌变"这一过程一般需要5~15年，因此只要在这一过程中发现病变并及时切除，便可以消除后患。发现病变最直接、最简单、最有效的方法，就是结直肠镜检查。早期结直肠镜筛查对结直肠癌治疗十分重要。结直肠癌早发现3个月，经过治疗后，不仅可以明显提高治愈率，还可以明显减少治疗费用、减轻痛苦。结直肠镜筛查还可以发现肠息肉等癌前病变，同时将其摘除，避免其发展为结直肠癌。

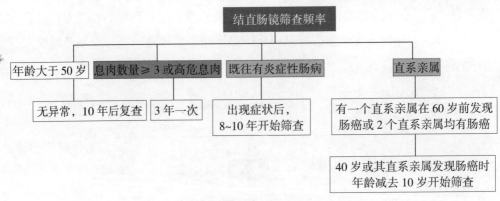

图 6-35 结直肠镜筛查频率

3. 调整饮食

1）减少脂肪与红肉摄入：结直肠癌的发生与动物脂肪和肉类密切相关，有研究表明高脂摄入者结直肠癌发生风险是低脂摄入者的3.26倍。而肉类中摄入"红肉"是结直肠癌发生的一个较强的危险因素。减少食物中脂肪的含量，特别是尽量少吃煎烤后的红肉类，有助于减少结直肠癌的发生机会。

2）增加水果、蔬菜和膳食纤维的摄入：纤维素能增加粪便量，稀释结肠内的致癌因子，吸附胆汁酸盐，从而能减少结直肠癌的发生。流行病学资料表明，最高果蔬摄入者结直肠癌发生风险仅为最低者的一半。因此在平时的饮食中，我们应该尽量多摄入蔬菜、水果、纤维素，合理饮食，减少结直肠癌的发生。

4. 改变生活习惯

肥胖尤其是腹型肥胖、体力活动过少是引发结直肠癌的危险因素。减肥和锻炼能起到预防结直肠癌的作用。改掉作息不规律与烟酒等不良习惯也可起到预防结直肠癌的作用。

对于癌症，我们要理性认识、做好预防。在结直肠癌中，存在明显遗传倾向的还是少数，如果家族中有一个人得过，也不必谈癌色变；如果直系亲属中2~3人得过，也必须通过基因检测予以排查。建议有家族病史的人群，最好是向医生咨询家族结直肠癌遗传的相关特征，只有采取有效的预防手段，患癌的风险才可能大幅减低，而不是到在患癌后只能选择怨天尤人、自认倒霉。

八、痔疮会发展成直肠癌吗

随着人们生活方式和饮食习惯的改变，癌症的发病率逐年升高并严重威胁着人们的健康。根据《2017 中国肿瘤年报》显示，在城市地区，结直肠癌在恶性肿瘤发病率中排第 3 位，死亡率排在第 4 位，在北京、上海、广州等一线城市，结直肠癌的发病率更高，而痔疮的一些临床表现和直肠癌很相似，身为有"痔"之士就很担心"痔疮时间久了会不会慢慢癌变，最后发展为直肠癌"。这就需要我们对这两种疾病有一定的了解。

1. 痔疮和直肠癌的发病机制

痔疮是指位于直肠末端黏膜下和肛管皮肤下的静脉丛发生扩张和屈曲所形成的柔软静脉团，所以痔疮是由于静脉丛扩张、弯曲、隆起成团形成的。

直肠癌是指发生在乙状结肠、直肠交界处至齿状线之间的癌，是消化道最常见的恶性肿瘤之一，而我们知道肿瘤是由于细胞分化异常且过度增生形成的，所以直肠癌是由于细胞出现癌变导致的，它可发生在直肠壁的各个层面，直至侵犯至直肠壁外。

2. 痔疮会癌变吗

从上面的发病机制来看，痔疮和直肠癌就是两回事，一个是静脉血管团，一个是恶性肿瘤。我们在临床上见到一些直肠癌患者合并有痔疮，这里绝大多数是由于患处本身恶变所致，和痔疮无关；极少情况下与痔疮有关的癌变，往往是因为痔疮黏膜糜烂，长期感染，反复发作，甚至合并肛门周围脓肿、肛瘘，久治不愈导致了肛周的细胞组织异常增生分化，甚至癌变。因此，痔疮本身并不会癌变。

3. 怎么鉴别痔疮和直肠癌

·妙招 1：便血

痔疮的便血颜色多为鲜红色，出血量较多，甚至呈喷射状，血液一般在大便表面，不与粪便相混。

直肠癌的便血为持续性、慢性出血，颜色多为暗红色或果酱色，血液通常和粪便相混，可能还伴有黏液或脓液。

·妙招 2：肿物性状

痔疮的肿块表面光滑，质地柔软，呈暗红色或暗紫色，触之不易出血。

直肠癌的肿块呈淡红色菜花样，质地坚硬，触之易出血。

·妙招 3：排便习惯

痔疮患者常伴有便秘，但一般不会出现大便变形或变细，也很少有便意频繁或里急后重等情况。

直肠癌患者早期可能表现为排便次数增多、便意频繁、有排便不尽感，或者表现为便秘，伴有里急后重、肛门下坠感，后期因肿瘤增大、肠腔狭窄，出现大便变形或变细，甚至有腹胀、腹痛、肠鸣音亢进等肠梗阻的表现，而且这些症状一般不会自行缓解，还呈进行性加重。

·妙招 4：全身症状

痔疮是良性疾病，便血量多时可能会有出现贫血，但不会有明显消瘦和癌症转移的症状。

直肠癌属于消耗性疾病，多有贫血和消瘦的情况，晚期可能还有转移的症状，比如尿频、尿急等膀胱转移，或肝肿大、黄疸等肝转移的表现。

4. 总结

痔疮和直肠癌是两个不同的疾病，同时痔疮本身不会癌变。如果发现有便血等情况，不用太过担心，但也不要不当回事，免得延误病情，应该及时就诊。大部分的直肠癌可以通过肛门指诊检查出，它是一种简单有效的筛查方法。如果想更进一步检查，还可以做肠镜和病理活检，这是确诊直肠癌的金标准。

第三节　肛肠科的奇闻异事

一、直肠异物：请神容易送神难，及时就医是关键

直肠异物，顾名思义，即直肠内出现了不该出现的东西，主要是人为地向肛门内塞入外来物品后无法取出引起。患者塞入的异物五花八门，网络上关于此类事件的报道也是络绎不绝。

作为一名肛肠科医生，笔者虽然对此见怪不怪，但每当在网上看到大家为追求刺激，做出伤害自己肠道的事情，都觉得痛心疾首。

然而，不幸的是，前两天笔者也接诊了一位患者，将一瓶防晒喷雾塞入肛门（如图6-36），最终只能在麻醉下手术取出，不仅花费了几千元，还损伤了肠道，实在是替他不值啊！

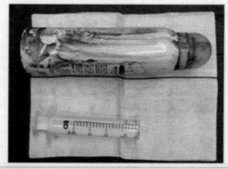
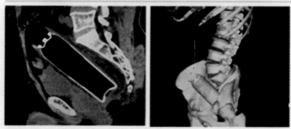

图 6-36　肛门直肠异物取出术

但是，因为这位患者及时就诊，没有造成更糟糕的局面，这已经是个不错的结局了。

1. 为何会出现异物卡住取不出的情况

人体肛门、直肠部位的结构有点类似于倒放的"瓶子"，出口窄，上端较大。瓶口的位置就如同肛门，而瓶身部位就如同直肠，不同的地方在于瓶子的瓶口是没有弹性的，而肛门是具有弹性的，可以被撑大，所以能够将较大的物体塞入，当物体完全通过瓶口时，由于其"下窄上宽"的特性，肠道的作用力会使得其"往上走"而难以被取出，就像我们把较大的海绵完全塞入瓶子里一样，徒手是很难取出的。所以，往肛门里塞东西，一旦卡住了，就注定是一件"请神容易送神难"的事情。

2. 异物卡住后应该怎么办

虽然塞入异物取不出是一件非常尴尬的事情，但是，既然尴尬的场面已经形成了，及时止损才是明智之举，直肠异物不及时处理的后果可比"丢脸"严重得多。

当自己无法取出异物时，要及时寻求肛肠科医生的帮助，借助 X 线、CT 等辅助检查，准确地判断异物是什么、在什么位置，并寻找合适的方法将其取出。其结局主要有 3 种：①通过医生的专业手法取出或在医生指导下排出。②借助麻醉，使肌肉充分松弛后用专业的工具取出。③剖腹手术取出。

当然，我们都不愿意采取第 3 种方式，但是如果异物不及时处理，长时间停留在肠道，引起肠梗死，就只能剖腹了。所以，比起剖腹，一切都是"浮云"，要相信肛肠科医生都是见过大场面的，万一真的卡住了，要及时寻求他们的帮助。

相信每个往肛门里塞东西的人都希望这是一次美好的经历，所以行事前更应该评估是否安全。当意外造成尴尬的局面时，更要充分认识到其背后的风险，及时寻求帮助，不要碍于面子，让事情往更糟糕的局面发展。

二、鱼刺卡在肛门，这是什么情况

近日，一个小伙子因为肛门疼痛就诊，经过询问病史以及专科检查，可以确定是因鱼刺卡在肛门导致脓肿而引起肛门疼痛。最终，鱼刺被医生通过手术取出，如图 6-37 所示。

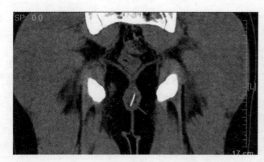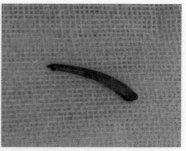

图 6-37　患者术前检查和术后取出的鱼刺

　　吃鱼太急，鱼刺卡在喉咙，相信不少人经历过。

　　卡在喉咙这个位置，算比较安全的，当自己没办法取出时，及时就诊就好。但是很多人觉得这种小事不值得去一趟医院，就会使用民间的一些"土办法"，比如吞饭、喝醋等。这些方法或许有用，但是也可能带来巨大的麻烦。

　　当你吞饭或者馒头时，可能会使鱼刺扎得更深或者穿破食管，甚至可能穿破主动脉弓，从而造成生命危险。

　　当然，这些"土办法"也有可能使鱼刺脱离被卡的位置。如果鱼刺能顺利排出也就罢了，可万一不行呢？毕竟从食管到肛门还要经历胃、小肠、阑尾、大肠，若鱼刺卡在其中任何一个地方都是够折磨人的，最终导致需要进行开腹手术也不是没有可能的。

　　当鱼刺顺利"环游"完整个消化道，就到达了肛门，引起肛门局部脓肿而出现疼痛。所以，从食管到肛门，是一段充满不确定因素的"历险记"，鱼刺能够到达肛门并不是每个人都能有的幸运！新闻里也曾有因为一枚小鱼刺而丧命的报道。

　　所以，出现卡鱼刺的情况时，倘若自己解决不了，应及时求助医生。

　　一枚小小的鱼刺，可能引起很多不必要的麻烦。而引起卡鱼刺的原因，很多都是吃鱼时不够专心，比如玩手机、聊天等。在此，笔者奉劝各位爱吃鱼的小伙伴们，吃鱼时一定要专心致志，认真挑刺，细嚼慢咽，不要给鱼刺可乘之机。

三、肛周脓肿引起的不适，需要您的关注

谈到肛周脓肿，很多人的第一印象是：痛！

的确，得了肛周脓肿已经是一件非常痛苦的事情，但是得了肛周脓肿没有及早察觉、及时治疗，任由它发展，就是一件更加可怕的事情了。年前笔者接诊了一位直肠癌合并肛周脓肿的患者，他因为直肠癌的痛苦，完全忽略了肛周脓肿引起的疼痛，因而没有及时就诊、治疗，直到右侧屁股整片红肿了才引起注意，就诊时 CT 检查显示其肛门右后侧形成一个很大的脓腔。患者承受了很大的痛苦，于住院当天行急诊手术将脓液排出（如图 6-38 至图 6-40）。

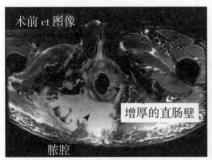

图 6-38　患者的术前 CT

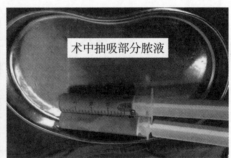

图 6-39　术中抽吸的部分脓液

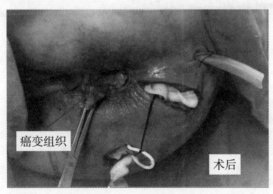

图 6-40　术后的患处情况

那么，小小的肛门是如何形成这么大的脓腔呢？想要了解这个问题，我们必须先了解肛门的基本构造。其实，肛门虽小，却有着很精密的结构。

人体直肠与肛门之间有一条锯齿状的分界线，就如同一座座延绵的山峰，而两座"山峰"之间的"山谷"就是肛窦，肛窦中含有丰富的肛腺，形成一层

守卫"山谷"的防线。当"敌方战力"超过了肛腺的抵御能力时，"敌人"便攻破防线，入侵肛窦。

入侵后的病原体可在肛门周围组织间隙中驻扎，并形成炎症。炎症形成之后，可以向各个方向蔓延，此时它的走势就显得非常重要了。比较好的结果就是，炎症往外、往体表蔓延，很快会出现肛周肿物隆起、红肿、疼痛得坐立不安等明显的症状，比较容易引起注意而不至于耽误治疗。然而，炎症不是只会走那一条路的，如果它不走出体表，可能只会引起肛门些许不适感，没有明显的症状而难以被重视，它就可以继续在侵犯肛门周围组织，打造出一片"广阔的天地"，直到它引起足以被发现的症状，比如大片的屁股红肿、发热、寒战等。

所以，相比于坐立不安的"残忍"，肛周脓肿的"温柔"更是一把刀。

在传统观念中，很多人认为肛门口的问题算不上什么大事，因而很多肛门口的问题常常被忽略，显然，这种想法是错误的。肛周脓肿如果没有得到及时的治疗，任由脓腔蔓延，是会危及生命的，在以往的报道中也有因肛周脓肿丧命的教训。所以，肛门出现不适症状时，不要轻易地忽视它。当出现肛门肿物隆起、红肿疼痛等肛周脓肿的典型症状时，要及时就诊；当有肛门坠胀不适时，也要及时到医院检查，警惕肛周脓肿的发生。

四、痔疮脱出后，该怎么办

古人常说"十人九痔"。如今随着社会的发展，痔疮也已跟上时代的潮流，发病率逐年上升。许多"痔友们"通过与痔疮的长期斗争，都有了不少自己独到的经验，很多时候都能够压制痔疮的发作。

但是，显然不是所有的痔疮都是通过药物就能够劝退的，这个时候，许多"痔友"还是不舍得放下手中的要事，抱着一种"我还能忍"的心态，不到最后一刻绝不走进医院的大门。

别看痔疮看起来是件小事，但是厉害起来也能让青年壮汉痛不欲生。前几天就有一位男士撅着屁股、踉踉跄跄地走进我的诊室。这位患者之前就有痔疮脱出以及便血的症状，两天前出现大便后痔疮脱出，用手无法塞回去，自己用了点药，但是这次的痔疮并不像之前那么听话，一直卡出在肛门口，而且越长越大，痛苦更是越来越剧烈。他终于发现痔疮的厉害了。

这位患者是因为混合痔脱出后没有及时复位，卡在肛门口处，使得痔组织缺血、淋巴回流受阻引起水肿、发炎、坏死等一系列改变，进而发展形成嵌顿痔（如图 6-41 所示）。嵌顿的时间越长，痔组织缺血、坏死的程度加重，小小的痔疮也长成一个吓人的"巨无霸"。最后，这位患者通过手术治疗结束了两天来的痛苦，和痔疮的缘分也算告一段落了。

这个画面，有没有让你感受到嵌顿痔的可怕？

所以，卡在肛门的痔疮可不是好惹的。当痔疮脱出后，一定要及时复位，如果自己用手无法塞回时，千万不要抱着"用点药，忍忍就过去了"的心态，不要犹豫，果断地走进肛肠科，借助医生的手，要么送它回家，要么和它说再见，这才是正确的解决方式。

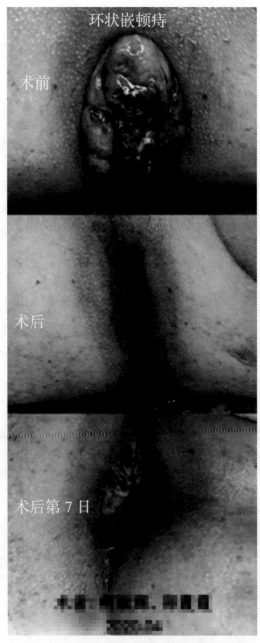

图 6-41　患者术前、术后、术后第 7 日情况

第四节　便秘的那些事

一、您与大便的"一面之缘"

在很多人眼里大便是污秽、恶心的代名词，在排出大便后就急匆匆地用水冲走，甚至在口语中，遇到恶人也是自动地把他们和大便自动匹配，这本是身体里的一部分却连一面之缘都无法得到的地位属实卑微。但您不知道的是，很多时候正是这个被您唾弃的大便像一个信号灯一样告诉您身体的状态。

在排完大便后，我们可以通过大便的颜色以及气味来了解您的身体，也许正是这样的一面之缘让您从病魔的手中逃脱。

我们形容正常的大便是香蕉便，是因为大便除了外形像香蕉，有时颜色也有颇为相似。但是正常大便的颜色，除了黄色，还有褐色或是黄褐色。总体而言，正常成年人的大便以黄褐或者褐色居多，小孩则以黄色居多。

如果大便的颜色是"白陶土样"的，有可能是黄疸或由于结石、肿瘤、蛔虫等引起的胆道阻塞导致大便颜色变浅。

如果大便出现了纯黑色，首先考虑是否有食物的影响，因为有的食物会让大便"染色"，比如菠菜、黑芝麻或者动物血制品等。这种情况下停止食用这些食物1~2天后即可恢复正常。另外一种情况就是消化道的出血（消化道指口、咽、食管、胃、小肠、大肠），其中最常见的是胃、肠的出血。出现黑便排除食物染色的可能，给出的信号就是要立即去医院检查身体了。

如果大便有红色的血丝或者血迹，也是提示肠道有出血。但由于出血的部位、出血量以及血液在肠道停留的时间的不同，会有红色和黑色的区别。另一种情况是由于出血量太少，大便可能没有在颜色上出现改变，需要进行大便隐血试验才能知道，同时可以观察身体是否伴有一些其他症状，比如贫血、腹痛等。

即使没能与大便见上一面，但闻气味也能预知身体的一些问题。

很多人觉得"大便是臭的"，这还真是冤枉了大便。事实上，健康的大便是没有太明显的臭味的。大便臭，很大一部分原因是蛋白质被肠内细菌分解后引起的，所以喜食肉食的或者是豆类的人，大便会比较臭。另外，如果过多食物在胃肠堆积没有及时被消化，它们在胃肠道菌群的发酵下会产生臭气，大便臭，屁也臭。所以，如果大便很臭，就要考虑改善饮食结构了。

大便闻起来有酸味儿是怎么回事呢？其实这种酸味也是肠道异常发酵引起的，提示消化不良，或者是由于吃多了堆积在肠道，或者是由于生病了消化功能减弱导致食物消化不好。

希望以上的内容能为大便"拨乱反正"，毕竟大便不是您的敌人，疾病才是！

二、您是如何走向便秘的

关于便秘，民间有俗语是这样描述的——"拉不出屎还怪茅坑""占着茅坑不拉屎"。虽然现在这些俗话有了不一样的含义，但也侧面反映了便秘常常困扰着老百姓的生活。有趣的是，还有传闻说，拿破仑可能是由于便秘在滑铁卢战役中遭遇惨败的。传闻中，拿破仑生前一直饱受消化不良的困扰，他还有严重的痔疮，两者都是便秘的结果。在滑铁卢大战前夕，拿破仑的情况变得更糟糕，连骑马都不行，因此无法指挥军队作战，为此延迟了战役的开始，遭到惨败。可见无论是达官贵人还是平民老百姓都可以是便秘的受害者，那他们又是如何一步步走向便秘的呢？

便秘根据病因可分为功能性便秘和器质性便秘。引起功能性便秘的常见病因有以下几种。

1）饮食不当：饮食偏热或偏寒，比如饮酒过多，过食辛辣生冷、肥甘厚味，引起胃肠积热或积冷，导致便秘。

2）久坐少动：活动量减少，肠蠕动变慢，粪便在肠里停留太久，其中水分被吸收过多，导致粪便干结，排出困难。

3）精神心理异常：紧张、焦虑、抑郁等不良情绪，引起气机郁滞，大肠传导失职。

4）不良排便习惯：比如因学习或工作繁忙，有便意就忍着，不立即去厕所；上厕所时看书、玩游戏。这些习惯易导致排便反射减弱。

5）生理因素：年老体弱，肛门的感觉和肌力减退，排便的推动力不足，难于将粪便排出体外。

引起器质性便秘的病因则要复杂得多，但可概括为以下几种。

1）肠管病变：比如肿瘤，痔疮等。

2）内分泌或代谢性疾病：比如糖尿病、甲状腺功能异常等。

3）神经系统疾病：比如中风、脊髓损伤及周围神经病变等。

4）药物因素。

不是所有排便困难都是便秘。便秘是以排便次数减少，每周少于3次；或次数没少，但粪便干结，排出艰难；或粪质不硬，虽频有便意但排便不畅为主要表现的疾病。所以就算有些人大便很软，但因为排出很难，也属于便秘的范畴。

了解了便秘及便秘产生的原因之后，我们就会发现，现在正好有很多人都有饮食不规律、吃辣喝冰、久坐、熬夜、上厕所玩手机等不良习惯，真是想不便秘都难啊！如果不想被那些民间俗语套上帽子，我们应该注意自身的饮食习惯和生活方式，来积极预防和治疗便秘。

三、千万别小看便秘的危害

相信很多人都会遇到便秘的问题，出现排便费力、排便不尽感等症状，生活上或多或少会受到困扰，但是又觉得不足以因此去医院治疗，便抱着忍忍就过去了的心态，不采取治疗。当然，偶尔出现便秘，可能通过饮食调整就能解决，但是，长期的便秘就不是一件小事了，它不仅仅危害到健康，还可能影响到"颜值"哦！

（一）便秘的危害

（1）产生毒素 粪便没有及时排出，长时间在肠道滞留会产生大量有害的毒素，而肠黏膜又会被迫吸收这些毒素，使得我们的健康和颜值都大打折扣。

1）颜值降低：毒素会导致皮肤粗糙、无光泽，容易生成痤疮、色素沉着、黄褐斑等。

2）身材走形：毒素可导致新陈代谢减慢、脂肪堆积，久而久之导致肥胖。

3）食欲下降：毒素可引起胃肠神经功能紊乱而出现食欲下降、嗳气、口干口臭，甚至恶心呕吐、厌食等。

4）精神异常：毒素易引起头晕乏力、失眠健忘、烦躁不安、注意力不集中、焦虑抑郁等问题，影响工作、学习及生活。

5）诱发癌症：肠黏膜长时间吸收有害的毒素，容易诱发结直肠癌。

（2）**刺激盆底肌肉群** 便秘会导致盆腔肌肉群长期受到刺激，对女性而言可引发痛经，对男性而言会影响性功能。

（3）**诱发肛肠疾病** 长时间的便秘往往会形成不良的排便习惯，从而引起痔疮、肛裂、直肠脱垂等。

（4）**增加猝死的风险** 比如有高血压的患者，因为排便用力过猛，使血压突然升高而引发脑出血或者脑栓塞；又比如有冠心病的患者，因为排便费力，容易引起心绞痛，或者心律失常、心肌梗死等。所以，有心脑血管病的老年人一旦发生便秘，应当积极治疗。

（二）便秘的防治

1. 合理饮食

1）多吃富含膳食纤维的食物，比如韭菜、芹菜、菠菜、玉米、糙米等。

2）多喝水，建议每天饮水量在 1500ml 以上。

3）多吃可润肠通便的食物，比如蜂蜜、芝麻、核桃、杏仁、酸奶等。

2. 养成良好排便习惯

1）养成定时排便的习惯：选一个合适的时间（最好是早上起床后或早餐后），不管有没有排便，都坚持在这一时间上厕所，慢慢就会形成定时排便的反射。

2）及时排便：不要刻意忍大便，如果经常不及时排便，粪便中的水分会被吸收，使得大便干硬更难排出。

3）专注排便：将排便时间控制在 5~10 分钟，不要在上厕所时去做看手机和打游戏等分心的事情。

3. 适当运动

1）增加运动量：避免久站久坐，做一些能够促进肠道蠕动的运动，比如快步走、慢跑、深蹲起立、打太极拳、气功等。

2）腹部按摩：每天早晨或睡前，以肚脐为中心，顺时针方向按揉，每次做 5~10 分钟。

3）提肛锻炼：增强对肛门括约肌的控制能力。具体方法是将臀部及大腿用力夹紧，肛门逐渐用力上提，持续 3 秒钟左右，还原。重复 10~20 次，每日 2~3 遍，后期可逐渐延长提肛的时间。

4. 保持好的心态

焦虑、抑郁等不良情绪可引起或加重便秘，而愉悦放松的心态可以增强便秘的治疗效果。

临床上引起便秘的原因有很多，有功能性的原因，也有不少是器质性的疾病引起的。如果经过上述的方法，便秘还是没有明显改善，千万不要随便吃泻药，也不要听信广告胡乱吃保健品，应该及时就医，积极寻找病因，只有找到导致便秘的元凶，才能得到更有效的治疗。

便秘虽然不是什么危及生命的大病，但是长期的便秘却会引发不少的问题，出现便秘的问题也一定不要忽视它。

四、便秘之苦，应如何应对

便秘之苦，常是"苦不在一时，而苦在细水长流"。随着时间的流逝，它也一直紧紧跟随着患者。长期被便秘困扰的痛苦，没有经历过的人是无法体会的。

（一）什么是便秘

对于便秘所表现出的症状，会有不同的描述。总而言之，便秘的症状主要包括排便次数减少和（或）排便困难（见图 6-42）。

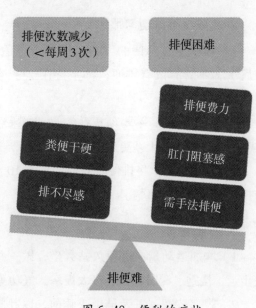

图 6-42 便秘的症状

（二）为什么会出现便秘

粪便从肠道排出体外大致可分为两段旅程，分别是从结肠到直肠、从直肠、肛门到马桶。

1. 结肠传输过程——如舟行水中

粪便从结肠到肛门运输的过程，就好比船在水中行驶一样。船在河道中得以顺利运行，需要有充足的推力、河水，把粪便比作船，肠道比作河道，粪便要顺利排出也同样需要动力、水分。

粪便排出的动力主要由肠道的气体和结肠蠕动提供。正常人结肠内有100ml气体，其中60%是经口吞入的空气，另外40%由肠内细菌产生。

水分可包括粪便中的水分和肠道分泌的"水"。相关研究表明，排入结肠的内容物，结肠可吸收其中80%的水分，粪便中仅有其中不到20%的水分。所以，当摄入的水分不足时，会使得粪便干硬难排。

造成排便困难的结肠传输因素如图6-43所示。

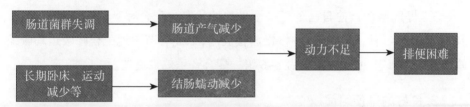

图6-43 造成排便困难的结肠传输因素

2. 直肠、肛门排便过程

正常情况下，当粪便进入直肠的量达到约100ml可刺激产生排便反射，使肛门括约肌松弛，同时腹肌和膈肌收缩，肛门开放则粪便排出。造成排便困难的直肠、肛门因素如图6-44所示。

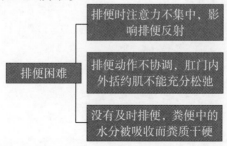

图6-44 造成排便困难的直肠、肛门因素

（三）出现便秘，应如何应对

1. 调整饮食

1）充足的水分：推荐成人每天有 1~2L 的液体摄入，并遵循少量多次的原则。

2）足够的膳食纤维：比如新鲜的水果、蔬菜以及谷物类，如麦片、玉米、糙米、豆类等。

3）适量的润肠通便的食物：如蜂蜜、芝麻、菜籽油等。

4）减少甜食、咖啡的摄入：有研究显示，甜食、咖啡摄入过多会导致便秘发生的可能性增加。

2. 适度运动

1）有氧运动：如慢走。推荐每日运动约 30 分钟，每周 5 次。

2）腹部按摩：用拇指指腹中等力度顺时针或逆时针按摩腹部。

3）提肛运动：使自己处于一个平静的状态，配合呼吸，吸气时缓慢收缩肛门，保持 3~5 秒，随后呼气并慢慢放松肛门，如此有节律地配合呼吸运动收缩、放松肛门，每组 20 次，一天做 5~6 组，配合音乐效果更佳。

3. 良好的排便习惯

1）及时排便，勿憋大便：大便未及时排出，其中的水分会被肠道吸收而使得大便干硬难排；同时长期的憋便，会引起排便反射减弱而出现便秘。

2）专心排便，不要分心：不要在排便时做看报纸、玩手机等分散注意力的事情。

3）按时排便：结肠活动在晨起和餐后 2 小时最为活跃，建议养成在此期间排便的习惯。

第五节 肠镜检查的那些事

一、便血，为什么要做肠镜

　　说到便血，许多有经验的朋友们会认为是痔疮作祟，没有什么好怕的。但是，事情真的都是这么简单的么？其实，对于便血，我们还是要多一份考虑。

　　大家都知道，痔疮会导致便血出现，然而便血并不是痔疮的"专利"，尤其是长期便血时，我们更要警惕肠道肿瘤。因为肠道中缺乏痛觉神经，所以早期的肠道肿瘤可能不会出现任何不适感，而便血是它能向你发出的最明显的信号，我们一定要慎重对待。

　　当你因便血来到肛肠科，医生一通检查后，建议你还要做一个肠镜，可能你会充满疑惑"为什么我做了肛门镜，还需要做肠镜"，但看看下面的解释你就能明白了。

　　一般肛门镜的检查范围是从肛门进去 8cm 左右，相比于肠镜的范围可谓"小巫见大巫"。所以，肛门镜的视野是很有限的，如果病变部位不在这 8cm 范围内，那么医生的手指以及肛门镜检查是发现不了的。所以当医生通过病史、肛门指诊以及肛门镜检查无法确定出血原因或者发现其他问题时，会建议做肠镜检查。通过肠镜检查，我们可以直观地看到是否有引起出血的病灶、肠道息肉等。

　　肠癌当然不是一天就能长成的，可能它只是一枚小息肉的时候，就通过便血传给你信号，但是你却没有任何表示，于是它逐渐成长，通过 10~15 年的努力，在恶性的道路上越走越远，终于成为一个大肿瘤。如果我们早期通过肠镜发现了肠息肉，并切除它，就可以将其扼杀在摇篮之中，不让它走入邪道。

　　所以，当肛肠科医生建议你做肠镜时，千万不要说"我拒绝"。

　　近年来，随着饮食结构的改变，肠癌的发病朝着年轻化方向发展，当经常出现便血的症状时，千万不要盲目地把它当做痔疮而置之不理，它有可能是肠道发出的重要信号，提示你是时候做一个肠镜检查了。

二、建议肛乳头瘤患者行肠镜检查

来肛肠科就诊的患者，当肛门检查发现有肛乳头瘤的时候，医生会建议做肠镜检查。很多患者不理解，肛门直肠的疾病和大肠有什么关系呢？其实据临床报道可知，肛乳头瘤的患者做肠镜的时候发现结直肠息肉存在的可能性很大。

肛乳头瘤，又称肛乳头肥大，是一种肛门常见的良性肿瘤，它的发生多是因在肛门一名为"肛窦"的位置发生增生性炎症改变。而结直肠息肉，是一类从黏膜表面突出到结肠肠腔内的隆起状的病变，按病理可分为腺瘤样息肉（最常见）与炎性增生性息肉等。肛乳头瘤与结直肠息肉形成机理相似，肛门、直肠与结肠同属下消化道，故常并发于肠道。两者均有恶变的可能，早发现、早诊断、早治疗尤为重要。目前电子结肠镜是发现结直肠息肉的主要手段。综上，建议肛乳头瘤患者行电子结肠镜检查。

三、做肠镜前，需要准备的那些事

近年来，随着人们的饮食结构发生了改变，肠道疾病的发病率也逐年上升。对于40岁以上人群，即使没有出现任何症状，我们都建议做肠镜检查。肠镜检查对肠道准备的要求较高，需要提前准备，但在门诊过程中笔者经常碰到许多患者以为看病当天就能完成。接下来，笔者将为您介绍做肠镜检查的流程，让您在做检查前能够更好地安排自己的时间。

（一）做肠镜痛苦吗

还在因别人口中做肠镜的痛苦而望而却步？其实，我们现在还可以选择做无痛肠镜哦！

其实大部分人可以忍受做肠镜时的不适感，如果您觉得自己克服不了或者容易紧张，可以选择无痛肠镜。

相比于普通肠镜，无痛肠镜的优点是在全身麻醉下进行检查，整个过程中没有任何痛苦；不足之处就是要多付麻醉费用。

（二）如何预约肠镜

以笔者的医院为例，预约肠镜的步骤如图 6-45 所示。

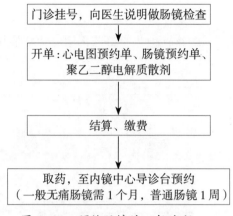

图 6-45 预约肠镜的一般流程

（三）检查前需要做哪些准备

1. 饮食

1）检查前 2~3 天，应采用低渣饮食：检查前 2~3 天可食用米饭、面条、面包、鱼、瘦肉、鸡蛋等。便秘患者不要吃蔬菜、有渣的水果以及杂粮，还应将时间延长至检查前 1 周。

2）检查前 1 天，应采用半流质饮食：此阶段可食用稀饭、面条等。

3）检查当天：①若是上午检查，需禁食早餐。②若是下午检查，可以吃早餐，禁食午餐。如做无痛肠镜，在检查前 2 小时需禁水。

2. 肠道准备

良好的肠道准备可以为检查提供好的视野，是检查得以顺利进行的关键。肠镜检查前需要服用泻药以清洁肠道，笔者的医院是使用聚乙二醇电解质散剂做肠道准备，一共开 4 盒，并配有一个 750ml 纸杯，服用方法如下。

1）检查前 1 天（1 盒）：晚饭后 2 小时开始服用聚乙二醇电解质散剂 1 盒及 750ml 温水，并于 1 小时内喝完。

2）检查当天（3 盒）：于检查前 5~6 个小时开始服用，每次服用聚乙二醇电解质散剂 1 盒、750ml 温水及 5ml 西甲硅油（分 3 次泡，共 2265ml），于

2~3 小时内服完（如上午 10 点检查，需凌晨 4 点开始服用，于 7 点前喝完），并适当来回走动，按摩腹部。

一般服用泻药后 1 小时开始排便，可以从马桶中粪便的情况来观察是否做好肠道准备。

如有长期便秘、服药排便效果不好或因呕吐无法服用泻药的患者，需提前告知医生，另做处理。

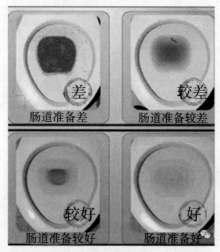

图 6-46　不同肠道准备下的粪便

3. 其他准备

1）肠镜预约单：按照预约单上的时间，提前 20 分钟到达内镜室等候检查。

2）心电图报告单：需提供 1 周内心电图检查报告。建议您提前到医院做心电图，可以在检查当天再去取报告。

最后，带上亲属，持良好的心态，奔向内镜室即可！

第六节　肛肠手术那些事

一、痔疮手术有几种

俗话说"十男九痔，十女十痔"。痔疮这个磨人的小妖精是真的烦，但又常常和人们如影随形，避而不得。如果痔疮处于早期，可以通过痔疮膏和痔疮栓来缓解一下，但越到后面痔疮越来越大，用药也不太管用，而且严重影响到生活和工作的时候，就不得不动用"终极武器"手术来治疗。下面就为大家介绍几种常见的痔疮手术方式。

1. 消痔灵注射疗法

消痔灵注射疗法是将中成药消痔灵注射到痔核内，引起痔组织硬化萎缩的治疗方法。其有以下几种特点。

1）该疗法针对以便血为主的内痔，门诊治疗即可，无须住院，手术时间短，创伤小，疼痛轻，恢复快，费用低。

2）如果属复杂型痔疮，需结合其他手术治疗。运用消痔灵注射治疗，既可以减小手术创伤和术后并发症，又可以降低复发率，极大减轻了患者的痛苦。

2. 自动弹力线套扎术

自动弹力线套扎术是利用负压吸引痔核或痔上黏膜，然后在痔核基底部套扎，通过环套的紧缩、绞勒等，阻断痔疮的血供，使痔核逐渐缺血、坏死、萎缩、脱落；或套扎在痔上黏膜部，使肛垫上提，并通过局部炎症反应将其粘连、固定在较高的位置，减少静脉倒流，降低痔疮的复发。其有以下几种特点。

1）操作简便，手术时间短。

2）微创，痛苦小，并发症少。

3）术后不遗留瘢痕，不破坏直肠与肛管的正常结构和外观。

3. 吻合器痔上黏膜环切术（PPH）

吻合器痔上黏膜环切术是通过吻合器将齿状线上部分松弛的直肠黏膜和黏膜下组织进行环状切除，并在切除的同时进行吻合，使脱垂的肛垫恢复到原来的位置，同时切断痔核血液供应，使痔逐渐萎缩、坏死，从而达到根治的目的，是目前治疗三、四期内痔的首选方法。其有以下几种特点。

1）不需要切除肛垫，最大程度保留了肛门的正常功能，减少了肛门狭窄、肛门失禁等并发症的发生。

2）创口小，疼痛相对小，恢复快，特别适合中老年患者和注重效率的白领人群。

3）应用范围广，适用于环形痔、多瓣痔、巨大孤立痔、内痔、外痔、混合痔、嵌顿痔、合并直肠黏膜脱垂和传统治疗复发的患者。

4. 选择性痔上黏膜吻合术（TST）

选择性痔上黏膜吻合术是在 PPH 术基础上发展起来的一种新型技术。它的基本治疗原理和 PPH 一样，不同的是它可以通过特制的肛肠镜形成不同的开环式窗口，利用吻合探头，锁定痔核，针对痔核的大小和多少来调节痔黏膜的切除范围，做到针对性切除。其有以下几种特点。

1）安全性高，精确切除，保留了肛垫和正常黏膜桥，有效预防术后吻合口狭窄，最大限度维护了肛门的精细感觉和收缩功能。

2）微创，疼痛相对小，恢复时间短，应用范围广。

5. 外剥内扎术

外剥内扎术是指通过剥离外痔，结扎内痔，然后结扎部分逐渐坏死脱落而达到治疗目的的传统手术方法。其特点为：手术的创口相对大，疼痛相对明显，所需的恢复时间相对长，但治疗费用低。

总体来说，痔疮的手术方式有很多种，临床上可以将不同的手术方式相结合来治疗痔疮。那要如何选择手术方式呢？这就要根据患者的具体病情、医保报销、医院设备和医生技术水平等方面综合考虑最合适的治疗方案。

二、关于痔疮手术的一点建议

痔疮是一种常见的肛门直肠疾病。在笔者的临床诊疗过程中，常常会遇到一些患者问医生"手术是否能根治痔疮""我要把痔疮割掉"。临床上，没有症状的痔疮无需手术治疗，手术本身并不是根治性手术。治疗痔疮的目的是缓解症状，而不是消除痔核本身。所以手术需掌握其适应证，不可见痔就治。

痔疮的发病原理是因为人体直肠下静脉丛和痔静脉丛之间存在交通支，这些交通支在正常情况下没有发生扩张，但是当你用力排便、腹部压力大或长期久坐时，肛管黏膜下直肠下静脉丛和痔静脉丛之间交通支发生扩张、肥大，形成了曲张团块，就称之为痔。痔本身是人体正常发挥生理作用的组织发生了一些病理改变引起的。如果盲目地选择手术切除痔核，很可能会导致控便功能下降，引起肛门失禁。

根据痔疮的病程长短及病情轻重，我们将痔疮分为 4 度：一度指排便时便纸染血、滴血或喷射状出血，便后出血可自行停止，无肛内肿物脱出；二度指排便时有肿物脱出肛外，便后可自行还纳，可伴有便血；三度指排便或久站、咳嗽、劳累、负重时肛内肿物脱出，需用手还纳；四度指偶有便血，肛内肿物脱出不能还纳，发生绞窄、嵌顿，疼痛剧烈。

一般来讲，一度痔疮仅需保守治疗即可；二度痔疮若使用保守治疗后没有效果时，可以采用注射疗法或者手术治疗；三度和四度痔疮使用保守治疗往往不能缓解其症状，特别是缓解脱垂症状，一般采用手术治疗。

痔疮保守治疗常采取下列方法配合使用：口服改善微循环药物，如地奥司明、"迈之灵"等，具有止血、消肿的作用，另外可以根据中医辨证给予中药口服；直肠内使用栓剂和膏剂，有消炎、收敛作用；坐浴在痔疮治疗中非常重要，用一些中药水煎剂或者中成药坐浴，可以达到较为良好的效果。当保守治疗无效影响日常生活时，需考虑进行手术治疗。痔疮手术方式多样，临床医生会结合患者的痔疮情况、经济能力等选择相应的手术方式。

日常生活中，我们首先建议患者调整饮食结构，多吃膳食纤维和粗纤维食物，禁食辛辣刺激食物，少食海鲜，养成良好的排便习惯；同时，温水坐浴、适当锻炼、不要久坐、保持肛门部清洁，建议不用沐浴露、肥皂清洗肛门；每天有意识收提肛门 2~3 次，每次约 10 回，促进局部血液循环。这些措施对改善初期痔的症状和预防痔的发生是很必要的。

总而言之，手术治疗是一把"双刃剑"，手术后患者必须承担一定的治疗风险。没有风险的外科手术是不存在的，所以在治疗的选择上，患者应该听从专业医生的建议，才能使治疗的获益更好。

三、肛门炎性疾病的手术治疗

肛肠科最常见的需要手术的炎性疾病就是肛周脓肿和肛瘘，这两种疾病的发生与肛窦和肛腺感染有着很大关系，而此处的感染很难被根除，故肛周脓肿和肛瘘大多需要手术处理。二者虽是同一疾病不同阶段的表现形式，但是手术的原则却不大相同。

（一）肛周脓肿

肛周脓肿的治疗以切开引流为原则，手术方式主要和其脓腔的位置与大小有关。以肛提肌为界，一般脓腔在此之下，行切开引流术即可；而脓腔在此之上，行切开引流挂线术。所以，当脓肿位置及脓腔大小不好判断时，术前需完善肛门部 CT。

1. 切开排脓术

适用于肛门周围的皮下脓肿。其以脓腔波动最强点为中心做梭形切开，将脓液引出后，借助手指和探针找到内口感染处，将刀口延长至此处，破坏感染源；搔刮脓腔，清除坏死组织，将创缘修剪整齐，保证术后引流通畅。

2. 切开挂线引流术

当脓腔位置过高或脓腔过大或有多个脓腔时，一般切开引流无法达到目的，切开过多又会影响肛门的功能。为保护肛门的正常功能，尽可能减少损伤，就需在内口处做紧挂、脓腔切口之间做松挂处理。

（二）肛瘘

肛瘘的手术原则是找到并处理内口，清除瘘管并引流通畅。与肛周脓肿相似，肛瘘的手术方式与其瘘道的走形有关。以肛提肌为界，瘘管经过肛提肌则为高位肛瘘，不经过肛提肌则为低位肛瘘；根据瘘管的条数，只有 1 条瘘道的为单纯性肛瘘，瘘道在 2 条及 2 条以上则为复杂性肛瘘。术前完善肛门部 MRI 有助于评估瘘道的情况。

1. 低位肛瘘切开引流术

适用于瘘管走形简单、表浅的低位肛瘘。借助探针从外科穿越瘘道，找到内口，沿着瘘道切开，处理内口后，将瘘道祛除，将创缘修剪平整。

2.高位肛瘘切开挂线术

高位肛瘘需挂线的原理同肛周脓肿，当瘘道走形经过肛提肌及其以上部位时，为保护肛门功能，最低程度破坏肌肉功能，采用肛提肌处挂线慢性切割，既不将肌肉切断引起肛门失禁，又能起到使术后引流通畅的作用。

无论是肛周脓肿还是肛瘘，因肛门位置的特殊性，容易出现感染，故不进行缝合处理，基本为敞开式的切口，术后医生需定时查看伤口以保证其顺利愈合。做完手术只是成功治疗的一部分，术后伤口的护理及换药也尤为重要，所以，患者在术后一定要配合医生的治疗！

四、痔疮手术前注意事项

随着生活水平的提高和工作压力的增大，我国痔疮的发病率逐年上升。在很多人眼中，痔疮不算是一个大病，但是其反复发作却对生活造成了极大的困扰。对于痔疮反复发作、严重影响到生活的痔疮患者，我们建议手术治疗。我们对于痔疮的手术治疗已具有多年的经验，目前开展的吻合器微创手术、硬化剂注射术、套扎术以及传统外剥内扎术等都取得了确切的疗效。

当您决定进行手术治疗时，和医生便是战友了，患者术前的配合是手术顺利进行的保障。接下来我介绍一下痔疮手术的术前注意事项：

1）饮食方面：术前3天注意饮食清淡，不要吃辛辣刺激的食物；也不要吃容易引起腹胀、排气增多的食物，如红薯等；戒烟、戒酒。如采用全麻或腰麻手术，手术前1天晚上10点后开始禁食、禁水；若采用局麻手术，可正常饮食。

2）肠道准备：痔疮的手术需排空下段直肠以保证手术视野。对于一般患者。采用开塞露辅助排空粪便，一般于手术前一天晚饭后2小时使用2支开塞露，手术当天早上7点使用2支开塞露；如果使用开塞露后排便效果不理想，需清洁灌肠以排空粪便。

3）其他准备：①术后可能有渗血以及需要换药，建议多准备几条宽松的裤子以及女性卫生巾备用。②应准备用于清洗肛门以及术后坐浴的坐盆。③应准备术后换药时使用的一次性垫巾（可在医院自助机购买）。

4）精神状态：患者需放松心情，不要过于紧张，保证充足的睡眠，保持良好的心态。

5）如果术前有任何的疑虑或要求，请及时与医护人员沟通解决。

五、肛肠手术后的一点建议

肛肠科的常见疾病，如痔疮、肛周脓肿、肛瘘的发病与自身体质、饮食以及生活习惯都有着很大的关系，通过手术解决的也仅仅是当前肛肠疾病引起的困扰，并不意味着就可以一劳永逸。如果术后仍按着以往的饮食、生活习惯，没有注意保养，就仍然有复发的可能。

以下是关于肛肠科术后日常保养的一些建议。

（一）饮食

1. 不建议吃的食物

1）一切辛辣刺激食物，比如油炸类、辣椒、火锅、烧烤食物等。

2）术后 3 个月内禁烟、酒。

3）发物：海鲜类，如虾、蟹、生蚝等；蔬菜类，如竹笋、蘑菇、韭菜、大蒜、洋葱等；肉类，如牛肉、羊肉、鸡肉等。

2. 建议吃的食物

1）多食用优质肉类，如猪瘦肉、带鳞的鱼（除了鲈鱼）、水母鸭等。

2）多喝水，多吃新鲜的蔬菜和水果，如香蕉、火龙果等。

3）多吃含粗纤维的食物，如玉米、小米、燕麦等。

（二）排便

1）观察大便情况：大便偏硬或过稀，都会刺激伤口而引起疼痛，为减少对创口的刺激，要使大便质软、成形、排出通畅，如果过出现大便干硬、过稀或排便费力的情况，要及时向医生反映。痔疮术后 2 周之内，如大便时有少量出血，属于正常情况；但是如果出血量较大或出血不止，要及时到医院就诊。

2）养成良好的排便习惯：建议每次坐在马桶的时间不要超过 5 分钟，不要在上厕所时做看手机、看书刊报纸等无关的事情。

3）便后护理：①术后恢复期时，患者应于排便后清洗肛门，使用温水或中药坐浴后，要擦干肛门，保持肛门干燥、清洁。②伤口已恢复后，建议患者便后使用湿纸巾，在有条件的情况下可用温水清洗肛门；尽量不要用粗糙的卫生纸用力摩擦肛门，以免引起肛周皮肤损伤。

（三）生活习惯

1）早睡早起，避免熬夜。

2）劳逸结合，不要过度劳累；避免久坐、久站、久蹲，如需长时间坐着工作时，建议使用痔疮垫，并且隔段时间要站起来走一走。

3）术后半个月内不能进行剧烈运动以及重体力劳动，比如跑步、打球、游泳、提重物等；可以适当走动，但不建议走过远的距离。

4）常规术后1个月可以做提肛运动，具体方法如下：吸气时慢慢收缩肛门、呼气时再慢慢放松肛门，如此有节律地收缩、放松肛门即提肛运动。

六、肛肠手术后，小心这3个问题趁机"偷袭"

很多患者经肛肠手术后，肛肠疾患的症状能够得到很好的缓解，却容易"好了伤疤忘了痛"而又开始放纵。殊不知肛肠手术只是一种缓解患者症状的非根治性的治疗手段。这种术后放纵的行为，让便血、疼痛及腹胀这3个并发症有了可乘之机。所以，为预防与减少这3个"偷袭者"而进行肛肠术后的护理也是非常重要的。

疼痛、便血及腹胀是肛肠术后常见的并发症。因为术后留下创口，局部经常活动或者受到牵拉，就会产生明显的疼痛感；术后短时间内进行排便，局部创口受到影响就会出现便血；由于便血与疼痛而长时间卧床，导致胃肠道蠕动变差，从而引起腹胀。

显而易见，对创口进行护理可以有效地减轻这些并发症。

首先是要坚持创口的每日换药，做到保持创面引流通畅，消毒彻底。这个过程以医务人员操作为主，但也需要患者的协作配合。其次，患者要配合进行中药坐浴或温水坐浴。在便后清洁肛门后，采用温水（38~45℃水温为宜）坐浴或中药坐浴，每次5分钟左右，可以有效减轻患者的疼痛症状。另外饮食方面也至关重要，患者术后至少1个月应忌食辛辣、烟酒、海鲜等，以减少创面刺激。食补原则上以适度为宜，过量则适得其反。宜食用富含胶原纤维的食物、各种维生素等。通过饮食上的调节，也可促进排便的规律与顺畅。最后，患者需配合适度的休息与运动。术后 2 周内的运动以散步为主，1 个月以内尽量不要进行跑步、跳舞等剧烈活动，否则有可能导致创面疼痛或者分泌物增多等，甚至是创口的撕裂。但有一种运动还是十分提倡的，那就是"提肛运动"，这个运动通俗地来说就是"菊花一紧、一松"。患者可在术后 1 个月左右开始做"提肛运动"，在睡前、起床时将肛门保持在紧绷状态持续 3 秒钟左右，然后放松，可逐渐延长紧绷的时间。重复 10~15 次，每日 2~3 遍，如此可以促进局部的血液循环、加速创面愈合。

事实上，有部分患者自身有基础疾病，如高血压、糖尿病、高脂血症等，需口服降压、降脂、降糖药物，肛肠术前术后均可继续服用。若患者术前长期口服阿司匹林等抗血小板聚集的药物，建议术前术后各停 1 周以防止创口出血。这部分有基础病的患者因体质差更应该养成良好的肛肠术后护理的习惯，这样才能减少并发症的发生或加重，促进肛门创口的愈合。

七、肛肠手术后，便秘可不是小事

便秘在现代生活中是一种十分常见的病症。便秘引起的问题其实可大可小，处理方式也是"各路神仙大显神通"，但它若是发生在肛肠术后就不是小事了。肛肠术后因为存在创口，便秘则容易引起创口局部水肿、出血、疼痛加剧，更影响创面的愈合。因此，尽早解除肛肠术后患者的便秘也是非常重要的一步。

俗话说"知己知彼百战百胜"，了解肛肠术后便秘发生的原因能让我们更好地解决问题。便秘的原因可以总结为以下几点：①精神紧张。肛肠术后患者的肛门局部疼痛，易产生焦虑、紧张、恐惧等心理，导致胃肠道蠕动减弱。②活动减少。肛肠术后患者因创口疼痛不愿多活动，卧床时间增加，致使胃肠道蠕动减慢，食欲下降。③不合理的饮食。肛肠术后，因患者饮食上大鱼大肉或因惧怕排便引起的肛门部疼痛而减少了纤维食物的摄入，使得肠蠕动刺激减少而蠕动减慢。④排便习惯的改变。肛肠术后患者因惧怕排便引起肛门局部疼痛，故人为抑制便意，造成大便在肠道停留过久，水分被吸收，使大便变硬，不易排出。

针对以上的原因，我们可以有针对性地解决问题。首先，在肛肠术后患者需要听从医护人员指导，正确认识和了解病情，术后 24 小时即可正常排便，消除紧张恐惧的心理，避免有意识地抑制便意。其次，患者要建立良好的排便习惯，如果有便意应立即排便，排便时应注意力集中，改掉在大便的时候听音乐、玩手机等打扰排便的不良习惯，尽量将排便时间控制在3~5分钟，排便结束就起来。排便时也不要用力过猛，防止创口出血。便后及时用中药煎水坐浴缓解疼痛。

术后早期恢复饮食是预防便秘的关键。饮食有节，不可过饥过饱，不宜进食性偏温热之品及辛辣刺激食物如辣椒、羊肉等；术后第2天起，可吃一些蔬菜与水果，如青菜、丝瓜、香蕉、梨等；若术后第3天仍未排便，那么在饮食上除增加一些蔬菜外，还可适当增加一些含植物油脂的果品如芝麻、核桃肉、松子仁，或进食含油脂的肉汤、鸡汤等；也可在晚上睡前用开水冲服少量的麻油，以起润下通便的作用；每日清晨可饮一杯温开水或盐开水，或者喝一杯牛奶，既可通便又富有营养；多饮水，以白开水或蜂蜜水为宜（糖尿病患者勿饮蜂蜜水）。

八、肛肠手术后，尿不出来怎么办

在做完肛肠手术后，经常会有些患者反映：医生啊，我都一两天没小便了，肚子胀得难受，这可怎么办呀？其实，除了便秘、便血、腹胀等，排尿困难也是肛肠术后常见的并发症之一，其通常发生在术后的5~8小时。那么，为什么患者术后会出现这种状况呢？

第一，术前教育领会不足。在手术前，护理人员会指导患者如何在术后进行床上排尿训练，患者往往因为没有掌握床上排尿的要领（排除杂念，全身放松，保持平卧位，坐便器置于尿道口，听流水声排尿，或者按摩、热敷下腹部排尿），体位不当导致尿液不能正常排出。

第二，惧怕疼痛。肛肠手术实施的部位比较特殊，神经分布较多，对疼痛较为敏感，患者害怕疼痛而无法充分利用腹压排尿。

第三，肛门填充物压迫。肛肠手术过程中需要使用填充物压迫止血，但是填充物过多会压迫尿道，从而导致尿液不易排出。

第四，麻醉的不良反应。部分患者在手术中进行麻醉，术后会因为麻醉药的残余反应出现短时间的排尿不畅。

第五，便秘。患者术后大便未排，大量粪块的积累使尿道受到压迫，不利于尿液排出。

第六，心理因素。患者过度紧张、焦虑，给自己太大压力，有些患者甚至因为不能平常心对待肛肠手术而产生羞耻感，这些消极情绪也是造成排尿困难的原因之一。

现在我们既然了解了肛肠术后小便不好排的原因，那么是时候掌握一些解决的方法了。

患者先要正确看待肛肠手术，调整好自己的情绪，使自己心态平和，掌握术后床边排尿的技巧。多喝温水，按时排便，并使用热毛巾热敷下腹部，促进尿液的排出。还可以听流水声激发条件反射，提高自己的排尿能力。若是因为肛门填充物过多造成排尿困难，医务人员应适当减少填充物的数量，减轻对尿道的压迫。如果这些手段没有缓解排尿困难的症状，医务人员还会用按摩患者下腹部、针灸、药物辅助，甚至导尿等措施帮助患者排尿。

九、吃辣一时爽，"菊花"火葬场

中医古籍《疮疡经验全书》记载："饮食不节，醉饱无时，恣食肥腻，胡椒辛辣，炙煿酎酒，禽兽异物，任情醉饱……遂致阴阳不和，关格壅塞，风热下冲，乃生五痔。"其明确说明了痔疮的发生与不良的饮食习惯离不开关系。

现在有很多人都特别喜欢吃一些辛辣刺激食物，这类食物主要包括辣椒、葱、蒜、韭菜、生姜、花椒、胡椒、桂皮、八角、小茴香以及酒类等，因为这些食物能刺激我们的味蕾，增加食欲，因此大家都非常喜欢，尤其是和亲朋好友们聚餐时又吃辣又喝酒，那就是双倍的刺激、双倍的快乐。

但正所谓"吃辣一时爽，菊花火葬场"。由于过度的恣食辛辣，使肠道血流量增加，蠕动增强，腹压增高，再加之排便时的生理现象，久而久之可致直肠下静脉丛屈曲、扩张而形成痔疮。与此同时，过食辛辣，可助热生火，耗津伤液，使肠道水分减少，津少便结，"无水行舟"，又加重了前者的静脉曲张现象，还可能诱发便秘、肛裂等肛肠疾病。这些辛辣刺激性食物也会刺激肛门内的肛门瓣和肛窦等组织，引起局部发炎而导致肛窦炎、肛乳头炎和肛周脓肿等肛肠疾病。据全国普查资料显示，随着辛辣刺激性食物摄入频率的增加，肛肠疾病的发生率也呈增加的趋势。

　　综上所述，辛辣刺激性食物虽然美味，但过食可诱发或加重痔疮、便秘、肛裂、肛周脓肿等肛肠疾病。与此同时，一方面我们要忍受肛肠疾病造成的痛苦，另一方面我们还要付出高昂的医疗费来治疗。

　　如何才能防止因为饮食不当所引发的肛肠疾病？从目前中国人的生活习性及水平来看，不论是何种形式和程度，我们都应该多吃高纤维素、低脂肪的食物，以清淡饮食为主，粗细搭配，尽量少吃或不吃辛辣刺激性食物，养成科学良好的饮食习惯。对于已经有肛肠疾病的患者来说，更应如此。